# 高血圧治療に何か抜けていませんか?

**探検する服薬アドヒアランス**

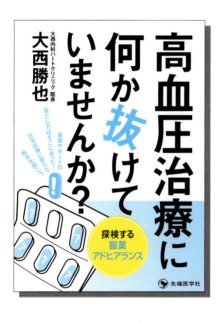

大西勝也
（大西内科ハートクリニック 院長）

A5判／並製本／120頁
ISBN 978-4-86550-213-8
定価（2,500円＋税）

◆主要目次
1. 服薬アドヒアランス不良によって生じる諸問題
2. 高血圧患者さんの服薬アドヒアランス向上について考える
3. 服薬アドヒアランス向上のための5つのポイント
4. 服薬指導における各スタッフの役割
5. 患者さんに応じた多様なアプローチを考える

　高血圧治療の臨床では，ガイドライン通りに薬剤を処方しているのにもかかわらず，血圧がなかなか安定しない難治性高血圧の患者に時折遭遇する．そのような場合，医療者は「その処方薬が本当に服用されているのか？」を見直す必要がある．本書では，高血圧治療の落とし穴である服薬アドヒアランスの向上について，やさしい語り口で探究する．

　服薬アドヒアランス低下によって生じる問題の提起から始まり，その原因と改善のためのポイント，医療チームの各職種の役割を解説．また患者さんに応じたアプローチを考察し，服薬アドヒアランス向上に成功した患者さんのエピソードをコラムとして所収している．

　明日からの診療が少し変わる，医療チームへの問いかけの一冊．

株式会社 **先端医学社**

〒103-0007 東京都中央区日本橋浜町2-17-8 浜町平和ビル
TEL 03-3667-5656（代）／FAX 03-3667-5657
http://www.sentan.com

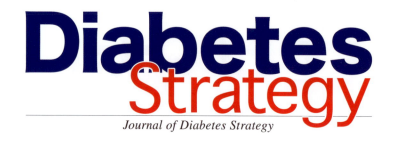

## 5 ディベート Debate

### 肥満治療は内科か？ 外科か？

司会：矢部　大介
演者：龍野　一郎
　　　中里　雅光

## 17 コメント Comment

上野　浩晶
山口　崇

---

● 編集主幹
清野　裕　関西電力病院総長／関西電力医学研究所所長／京都大学名誉教授
● 編集幹事（五十音順）
稲垣　暢也　京都大学大学院医学研究科糖尿病・内分泌・栄養内科学教授
植木浩二郎　国立国際医療研究センター研究所糖尿病研究センター長
矢部　大介　京都大学大学院医学研究科糖尿病・内分泌・栄養内科学／先端糖尿病学特定准教授／関西電力医学研究所副所長
山田祐一郎　秋田大学大学院医学系研究科内分泌・代謝・老年内科学教授
綿田　裕孝　順天堂大学大学院医学研究科代謝内分泌内科学教授

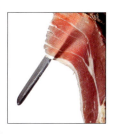

表紙：カッティング・ハム
写真：alle12
／ゲッティイメージズ

## 19 糖尿病のここがわからない!?

第28回　糖尿病とエピジェネティクスのここがわからない!?
森永　秀孝ほか

## 26 TOPICS　最新の論文紹介

No.54　厳格な多因子介入は2型糖尿病患者の
心血管イベント・死亡を抑制するのか
：J-DOIT3，非盲検無作為化対照試験
植木浩二郎

No.55　ヒトiPS/ES細胞およびマウス胎仔膵組織から
膵内分泌細胞への分化を促進する低分子化合物の同定
長船　健二

## 30 糖尿病治療の臨床と研究の礎

第4回　食品交換表作成・改訂の歴史　第4回
伊藤千賀子

## 35 Rising Stars 輝ける研究者たち

第28回　関谷　元博先生
筑波大学医学医療系内分泌代謝・糖尿病内科

42　編集スタッフ・次号予告

弊社の出版物の情報はホームページでご覧いただけます．
また，バックナンバーのご注文やご意見・ご要望なども受け付けております．[http://www.sentan.com]

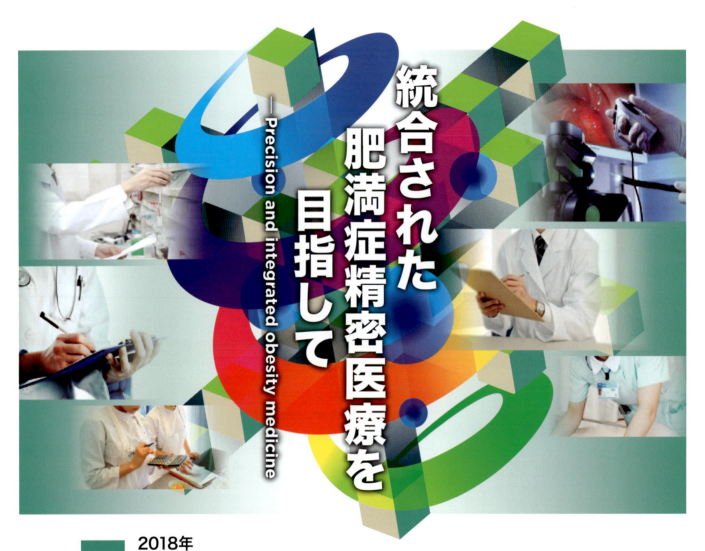

The 36th Annual Meeting of the Japanese Society for Treatment of Obesity

# 第36回 日本肥満症治療学会学術集会

## 統合された肥満症精密医療を目指して
—Precision and integrated obesity medicine

**会期** 2018年 **6月15日**(金) **-16日**(土)

**会場** 学術総合センター 一橋講堂
東京都千代田区一ツ橋2-1-2

**会長** 龍野 一郎
東邦大学医療センター佐倉病院 糖尿病内分泌代謝センター

**副会長** 細谷 好則
自治医科大学附属病院 消化器外科

---

**学会事務局**

株式会社コンパス

〒113-0033
東京都文京区本郷三丁目3番11号

Phone: 03-5840-6131
Ｆａｘ: 03-5840-6130
E-mail: 2018@jsto.jp

# Diabetes Strategy ディベート

# 肥満治療は内科か？外科か？

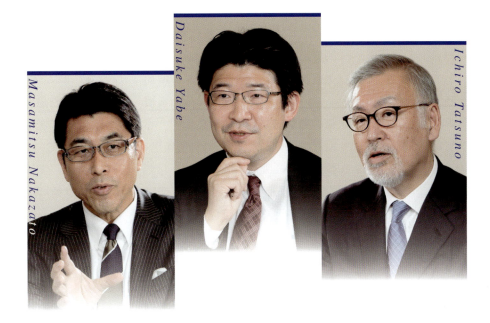

## 出席者 （順不同・敬称略）

### 司会
**矢部 大介**
京都大学大学院医学研究科糖尿病・内分泌・栄養内科学／
同先端糖尿病学 特定准教授／
関西電力医学研究所副所長

**龍野 一郎**
東邦大学医学部内科学講座糖尿病代謝内分泌学分野(佐倉)教授／
東邦大学医療センター佐倉病院副院長／
東邦大学医療センター佐倉病院糖尿病内分泌代謝センター診療部長

**中里 雅光**
宮崎大学医学部内科学講座神経呼吸内分泌代謝学分野教授

### コメンテーター （五十音順・敬称略）

上野 浩晶（宮崎大学医学部内科学講座神経呼吸内分泌代謝学分野助教）
山口　崇（東邦大学医療センター佐倉病院糖尿病内分泌代謝センター助教）

※本企画に関するご意見・ご感想をお寄せいただきたく，本誌最終ページにございますアンケート用紙にご記入いただき，弊社宛にFAX等でご返信いただけますと幸いです．

Diabetes Strategy vol.8 no.1 2018

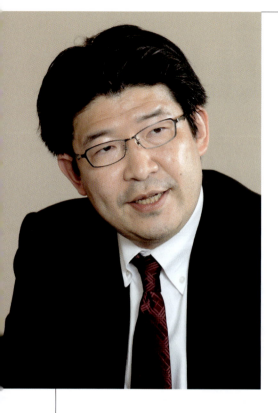

● Profile

矢部 大介
(京都大学大学院医学研究科糖尿病・内分泌・栄養内科学／同先端糖尿病学 特定准教授／関西電力医学研究所副所長)

Daisuke Yabe

1998年 京都大学医学部卒業
2003年 University of Texas Southwestern Graduate School of Biomedical Sciences 卒業，日本学術振興会特別研究員
2004年 京都大学大学院医学研究科助手
2007年 関西電力病院糖尿病・栄養・内分泌内科医員
2009年 同副部長
2011年 神戸大学医学研究科客員准教授
2012年 関西電力病院疾患栄養治療部部長
2013年 関西電力病院疾患栄養治療センターセンター長，糖尿病・代謝・内分泌センター部長
2015年 関西電力医学研究所副所長，糖尿病・内分泌研究部部長
2016年より現職
主要研究テーマ：2型糖尿病の病態とインクレチン

**矢部（司会）** 日本人は，肥満の程度が軽くても，糖尿病をはじめ，生活習慣病を発症しやすいことから，わが国ではBMI 25以上を肥満と定義しています（国際的にはBMI 30以上が肥満，BMI 25以上は過体重と定義されます）．現在，肥満者の割合は男性28.4％，女性21.3％と成人の約4人に1人が肥満に該当します．特定健診・特定保健指導が開始された平成20年以降，割合は横ばいでいまだ十分な対策がなされているとは言い難い現状にあります．さらに近年，高度肥満と定義されるBMI 35以上の割合が若い世代で著しく増加しています．高度肥満は生活習慣病の発症・重症化のみならず，心血管疾患やがん，整形外科的疾患，睡眠時無呼吸症候群の原因としても重要な問題です．そこで，今回は肥満，とくに高度肥満に対する治療戦略として，薬物療法による内科的アプローチ，外科手術による外科的アプローチについて，各分野のエキスパートの先生に現状と課題をご教授いただき，肥満撲滅に向けて，より効果的な抗肥満戦略についてご議論いただきたいと思います．では，はじめに肥満に対する外科的アプローチについて，龍野先生にお願いしたいと思います．

## 肥満に対する外科的アプローチ

**龍野** 肥満に対する手術といえば，脂肪を吸引する方法が世間では知られているかもしれません．しかし，減量や代謝の改善を目的とした肥満外科治療はまったく異なるもので，(1)胃バンディング術，(2)胃バイパス術，(3)スリーブ状胃切除術，(4)胃バイパス術とスリーブ状胃切除術を組み合わせたスリーブバイパス術という4つの術式が世界で広くおこなわれています．わが国でも(3)スリーブ状胃切除術（以下，スリーブ術）がBMI 35以上の患者を対象に保険適用が認められています．

2007年に，Sjöströmらが外科手術を施した患者の長期予後を報告したことで肥満外科治療は非常に注目されています[1]．この報告のなかでは，肥満外科治療（胃バンディング術・胃バイパス術・Vertical banded gastroplasty）は術後20〜30％の減量が得られ，その後15年間減少した体重を維持できることが示されています．

さらに減量のみならず，代謝も改善することが知られています．2型糖尿病を有する当院の一例（図❶）をご覧いただくと，術前は100kgを超えていた体重が，術後には80kgまで低下しています．さらにHbA1cは8.9％から5.9％まで低下し，術前は30単位も投与していたインスリンが手術直後から不要となり，糖尿病は寛解状態に至っています．

欧米では内科治療と外科治療の無作為化比較試験もおこなわれています．Schauerらによって報告されたSTAMPEDE試験では，2型糖尿病を有する肥満患者を内科的治療（対照群），スリーブ術，

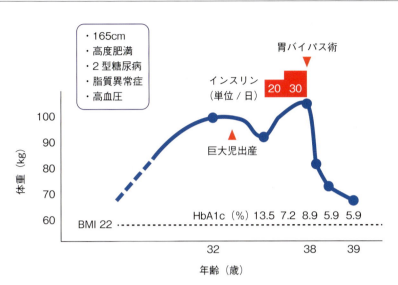

**図❶ 肥満外科治療による代謝改善の推移**

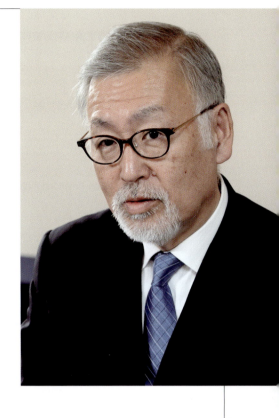

● *Profile*

### 龍野 一郎

（東邦大学医学部内科学講座糖尿病代謝内分泌学分野（佐倉）教授，東邦大学医療センター佐倉病院副院長，糖尿病内分泌代謝センター診療部長）

1982年　千葉大学医学部卒業
1989年　客員講師（米国チューレン大学医学部内科）
2005年　千葉大学医学部附属病院糖尿病・代謝・内分泌内科長
2005年　千葉大学助教授大学院医学研究院（細胞治療学）
2011年　東邦大学教授，東邦大学医療センター佐倉病院糖尿病内分泌代謝センター
2014年　東邦大学医療センター佐倉病院副院長（教育担当）・栄養部長
現在に至る
主要研究テーマ：肥満（とくに高度肥満と肥満外科手術），臨床栄養学，とくにオメガ3多価不飽和脂肪酸と生活習慣病，骨代謝学（とくに骨粗鬆症），糖尿病代謝内分泌一般

胃バイパス術の3群に分けて5年間の経過を比較しており，スリーブ術・胃バイパス術を施した患者群では有意な体重減少とHbA1cの低下がみられました[2]．

米国と台湾による多施設共同の無作為化比較試験も報告されています．やはり胃バイパス術（Roux-en-Y 胃バイパス術）を施した患者群は，内科的治療を施した対照群よりも体重・HbA1cの低下がみられ，LDL-コレステロール，血圧も改善することが示されています[3]．

また，肥満外科治療は体重減少や代謝の改善だけでなく，ハードエンドポイントである心筋梗塞・脳血管障害を有意に抑制することも報告されています[4]．

生命予後においても，肥満外科治療が生存率を向上させていることが明らかにされており[5]，欧米では肥満外科治療の有効性が証明されているといっても過言ではないと思います．

近年では，BMI 35未満の患者を対象とした有効性も検討されています．肥満外科治療が施されたBMI 35未満の2型糖尿病群と，年齢・BMI・罹病期間をマッチさせた内科的治療群を比較した後ろ向きのコホート研究が台湾から報告されていますが，HbA1c，BMIのいずれも肥満外科治療によって明らかな改善を得ています[6]．

このようなデータをふまえ，米国糖尿病学会（ADA）のガイドラインも改訂がなされています（**表❶**）[7]．これまではBMI 35以上の2型糖尿病患者をbariatric surgery（減量手術）の対象として提唱していました．しかし，2017年のガイドラインではbariatric surgeryをmetabolic surgery（代謝手術）に改め，施術の対象も欧米人ではBMI 30以上，アジア人はBMI 27.5以上の肥満に基準が引き下げられています．

わが国の成績については，当院で治療しているBMI 35以上の患者を内科治療群と外科治療群に分けて，体重とHbA1cの推移を比較したデータがあります（**図❷**）[8]．いずれの群も，年齢は40歳，体重

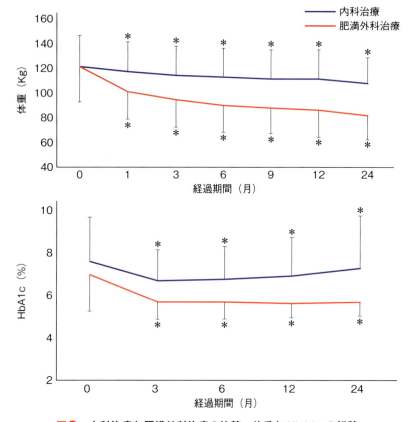

表❶ ADAの提唱する肥満外科治療の適応基準 (American Diabetes Association, 2017[7] より改変引用)

図❷ 内科治療と肥満外科治療の比較―体重とHbA1cの推移
(Ban N et al, 2016[8] より改変引用)
＊：p＜0.05

HbA1cに関して，内科治療群でも一度改善は得られたものの最終的に7.31％となり，治療前とほぼ同レベルに戻ってしまっています．一方で，外科治療群は治療3ヵ月後で5.76％を達成し，2年後も低下したHbA1cを維持することに成功しています．

当院も含む国内7施設における約5年間の治療成績をまとめた報告では，いずれの術式（スリーブ術・スリーブバイパス術・Roux-en-Y胃バイパス術）でも5年後の体重減少，2型糖尿病の寛解，高血圧・脂質異常症の改善を得ていることが示されています[9]．

また，われわれは研究班[*1]を組織して，肥満外科治療を施した症例の実態を解析しています．術後2年以上の追跡が可能なスリーブ術施術例を対象としたデータにおいても，平均で体重を120kgから80kg程度まで減らしたうえで5年維持できていたことが明らかになりました．

加えて，日本肥満症治療学会のレジストリーによると過去6年間で肥満外科治療を施した857例において死亡率は0％，合併症発生率は9.8％とされます．

このようにわが国でも高い安全性を担保して効果的な治療がおこなわれているといえます．

しかしながら，肥満外科治療でも改善が得られない症例も一部存

は120kg，BMIは40のほぼ同レベルです．ただし，登録患者全員が糖尿病ではなく，HbA1cは内科治療群で7.58％，肥満外科治療群が6.97％です．治療後2年間の推移をみると，内科治療群でも体重は約108kgまで下がり，10％の有意な減量に成功しています．しかし，外科治療群は約82kgまで低下させることができました．

＊1　食欲中枢異常による難治性高度肥満症の実態調査のための研究班（龍野班）
＊2　手術後2年の時点で超過体重減少率（％EWL）が50％以上，もしくはBMI 30未満
＊3　2型糖尿病患者における高度肥満診療の実態に関する全国調査

在します．Reinhold Classification[*2]とよばれる基準に基づいて術後2年の％EWLで国内の症例を評価すると，約25％は十分な減量が得られなかったことになります．肥満外科治療でも改善が得られない症例について，病態の解明とその対策は今後の課題です．

また，われわれの研究班は日本糖尿病学会と連携して，高度肥満を有する2型糖尿病患者の全国調査を進めています[*3]．その中間報告によると，2型糖尿病患者のなかに高度肥満例は約2.7％存在し，そのなかで肥満外科治療を検討すべき患者は11.1％存在するとされます．この割合をわが国の糖尿病患者（推計950万人）に当てはめると，高度肥満糖尿病患者は約25万人，手術適応例と考えられる患者は約3万人に及ぶことになります．この潜在的な需要に対して，現在のわが国の手術件数は年間200〜300件といわれています．したがって，十分な医療を提供できる体制を構築することも目下の課題と考えられます．

以上が肥満外科治療の現状です．

**矢部** ありがとうございました．つづいて，薬物療法を主体とした内科的アプローチについて，中里先生からお願いします．

## 肥満に対する内科的アプローチ

**中里** 短期間であれば体重を減らすことはそれほど難しいことではありません．問題は減少させた体重を維持することにあります．体重を低下させる取り組みは，長期間に及ぶと患者にとってしだいに退屈なものに変わり，さらにエネルギー燃焼が低下するという問題もあります．単に摂食量を減らすだけでは正常な体組成を維持することは不可能です．

したがって，ライフスタイルの改善にプラスして行動療法，外科治療，そして薬剤を含めた内科治療といった方法が考えられてきました．

現在，わが国では肥満症治療薬としてマジンドールが承認されています．しかし，適応となる患者はBMI 35以上，投与期間は3ヵ月という使用上の大きな制限があります．また，中枢性モノアミンの動態に介入することを問題視する声も少なくありません．

そのため，欧米ではマジンドールは使用されていませんが，一方で新たな薬剤の開発が盛んにおこなわれています．海外で用いられている薬剤をいくつか紹介すると，最近ではリラグルチド3.0mg製剤の試験が報告[10]され，注目を集めています（**表❷**）．この試験によると，高度肥満を有する糖尿病前症（prediabetes，耐糖能障害に相当）に対して，食事・運動療法とともにリラグルチド3.0mgを1日1回皮下投与することで，4.3％の有意な体重減少をもたらしています．また，糖尿病の発症を抑制することが示され，欧米では肥満に対する使用が承認を得ています．

そのほか，欧米で使用されている薬剤として，脂肪の吸収を抑える膵リパーゼ阻害薬，phentermine/

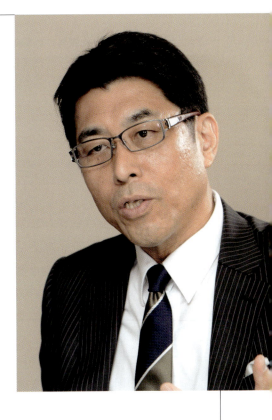

● Profile

### 中里 雅光
（宮崎大学医学部内科学講座神経呼吸内分泌代謝学分野教授）

*Masamitsu Nakazato*

1980年 宮崎医科大学医学部卒業
1984年 宮崎医科大学医学部大学院医学研究科修了
1985年 宮崎医科大学医学部第三内科助手
1996年 宮崎医科大学医学部第三内科講師
2003年 宮崎大学医学部神経呼吸内分泌代謝内科学教授
2011年 AMED-次世代がん医療創生研究事業研究代表
2014年 AMED-革新的がん医療実用化研究事業研究代表
2014年 AMED-CREST 研究代表
現在に至る
主要研究テーマ：自律神経・ペプチド連関を基軸とするエネルギー代謝と免疫制御機構の解明（AMED-CREST），癌の新規早期診断マーカー開発研究（AMEDがん研究事業）

### 表❷ リラグルチド3mg製剤による減量効果 (le Roux CW et al, 2017[10]より改変引用)

|  | プラセボ | | リラグルチド3mg/日 | |
| --- | --- | --- | --- | --- |
|  | 前 | 3年後 | 前 | 3年後 |
| 年齢 | 47.5±11.7 |  | 47.3±11.8 |  |
| BMI | 38.3±6.4 | −1.9% | 39.0±6.3 | −6.1% |
| 空腹時血糖 | 99±11 | −0.9 | 99±9 | −6.7 |
| HbA1c | 5.8±0.3 | −0.14 | 5.7±0.3 | −0.35 |
| 糖尿病発症率 |  | 5.9% |  | 1.8% |

topiramateの合剤，セロトニン作動薬であるlorcaseringおよびnaltrexone/bupropionの合剤などがあります．いずれも治験では100kg程度の体重が約4%低下させる効果を認めています．

このように海外では研究が盛んなものの，わが国からは画期的な薬剤がなかなか生まれてこないのが現状です．この新薬がなかなか登場しない理由について，開発が中止されたリモナバン(Rimonabant, カンナビノイド受容体拮抗薬)を例に考えてみます．

まず一つは，主要エンドポイントが体重(BMI)だったことにあります．わが国では「肥満」と「肥満症」を明確に区別しており，治療目標は肥満に起因する合併症の抑制が重要になります．しかし，リモナバンの治験に集められた症例はBMIが非常に高いものの，代謝障害や心血管イベントのリスクはそれほど高くない患者が多く，結果は体重減少が得られても肥満に伴う合併症のリスクに改善がみられないと評価されてしまいました．

また，いまだに肥満のメカニズムが完全に解明されたわけではないことも一因です．薬剤の開発が先行すると利益の追求に比重が置かれやすくなり，作用機序の正確な解明が遅れていく背景となる可能性があります．

そして，十分なメンタルケアを怠ったことも原因です．リモナバンの副作用としてうつ病の発症と自殺企図が問題視されていました．実際に抗うつ薬投与を受けている被験者を解析するとうつ病の発症が25%から43%に増加していたことが知られています．精神的な問題を抱えていると，中枢に生じる変化が副作用として表出しやすいことを示していると考えられます．しかし，うつ病の既往がない被験者では，副作用の発現は1.3%から2.0%の増加にとどまり，必ずしも高頻度ではありません．したがって肥満の治療において，副作用に対するリスクの評価とうつ病の臨床モニタリングが必須であることがわかります．これは外科治療でも同様だと思います．

内科治療によくみられる問題として，最初に申し上げたように減少させた体重の維持があります．薬剤を用いて体重を下げることに成功しても，治療開始から1年を経ると元の体重に戻ってしまう患者は少なくありません．

これは，体重増加や管理の妨げにつながる行動や心理的な変化を臨床現場ではとらえにくいことに問題があります．つまり，健康に悪いとわかっていても食べてしまう動機付け因子，感情的因子，行動的因子の科学的な解析が不十分といえます．

そして，現代社会は肥満を促進させやすい"obesogenic environment"であることが大きな問題です．すなわち，エネルギーの高い食物が容易に入手できるようになり，一方で積極的な身体活動の必要性は低くなっていること自体が治療の妨げとなります．これらは肥満の根底にある問題といえます．このような影響を無視して薬剤だけで肥満を克服することには限度があると考えています．

今後，長い年月が経過すると，人類の腸管は環境に合わせて短くなり，胃のサイズも小さくなっていくかもしれません．つまり，現在は環境に適合することができず，消化管が必要以上に栄養素を吸収しようとしていると考えることができます．したがって，環境に適合させるという意味で外科治療は合理的かもしれません．

しかし，肥満の原因は決して消化管にあるわけではありません．健常な消化管に対して手術をすることに抵抗を感じる医師や患者も少なくないと思われます．

それというのも，頻回の服薬と

診療で患者を診ていこうとする内科的な考え方（One-day-turn）が，わが国では広く浸透していると思いますが，一方で外科治療は一度手術をおこなったら治療は終えている（One-and-done）ととらえられ，まだ一般的ではない，もしくは正しく理解されていない可能性があるように思います．

したがって，肥満外科治療を治療の選択肢として積極的に掲げていくためには，まず手術に対する考え方が医療者・患者ともに正しく理解される必要があるとも考えられるのではないでしょうか．

## フリーディスカッション

**矢部** お二人の先生方，ありがとうございました．高度肥満に対して，外科的アプローチがわが国において一定の成績をあげつつあるということですが，減量効果発現のメカニズムなど，いまだ不明な点も多いかと思います．この点，中里先生から龍野先生にご質問やご意見ございますでしょうか？

**中里** 摂食量を制限するスリーブ術と，食物の吸収を抑制する胃バイパス術は，作用機序が異なるように思えますが，いずれも得られる効果はほぼ同等と考えてよいのでしょうか？

**龍野** 厳密な差という意味では胃バイパス術のほうが若干すぐれているというデータはありますが，欧米ではほぼ同等ととらえられています．

機序が異なるのに同等の効果を得られるという点については，前腸から後腸にかけて食物が通過する時の物理的な刺激や通過速度が大きなファクターになって，胆汁酸代謝などに影響を及ぼしていると考えられています．

肥満外科治療には，内視鏡を用いて十二指腸から前腸にかけて筒を留置する方法（十二指腸-空腸バイパススリーブ）があり，このような術式にも効果があることをふまえると代謝障害には「前腸仮説」が大きな意味をもつ可能性はあります．

**中里** 肝臓は一部を切除してもサイズが戻ることが知られていますが，胃もスリーブ術を施してから時間が経つとサイズが元に戻ると考えられるのでしょうか？

**龍野** 基本的に胃もまた大きくなります．とくに過食が再発してリバウンドをきたすような症例では，胃のサイズが再び大きくなることで容積を縮小した効果が消失することが考えられます．

**矢部** 肥満外科治療の機序についてもう少しくわしくお聞きしたいのですが，これは消化管ホルモンの作用というよりも，物理的な変化が重要と解釈すればよいのでしょうか？

**龍野** 肥満の改善を体重で評価するのか，代謝の改善で評価するのかによって違いがあると思います．まず，術後は食事量が制限され，

摂取カロリーも低下することが肥満外科治療の効果を支持する機序の一つです．体重に非依存的な代謝の改善はインクレチンが重要になります．とくに胃バイパス術は食物が前腸を経由しないことでインクレチンの分泌に変化をもたらすことが知られています．また，スリーブ術に関しては動物モデルを用いた研究成果が多く報告されていますが，胆汁酸と腸内細菌が体重減少効果に重要な関わりをもつことがわかってきています．

**矢部** ADAのガイドラインでアジア人では，BMI 27.5以上に対して肥満外科治療を推奨するということでした．アジアの2型糖尿病は非肥満，インスリン分泌障害を特徴としますが，このような患者において肥満外科治療の効果として，インスリン分泌能の改善も期待できるのでしょうか？

**龍野** 肥満外科治療によるインクレチンの変化を介してインスリン分泌能も改善している可能性は十分に考えられます．また，肥満外科治療はインスリン抵抗性も改善します．metabolic surgeryが糖尿病を寛解させる効果は，この総合な結果だと思います．ただし，手術によって寛解となっても糖尿病が再発する可能性はあります．とくに糖尿病の罹病期間が長く，残存する膵$\beta$細胞が著しく減少しているような患者は注意が必要です．

**矢部** 肥満外科治療を，代謝を改善するmetabolic surgeryとしてとらえた場合，今後，わが国の肥

満外科手術の適応基準が変わる可能性はあるのでしょうか？

**龍野** 現在，減量を目的としたbariatric surgeryが保険適用となるBMIは35以上です．しかし，metabolic surgeryとしてとらえた場合，日本肥満症治療学会のガイドラインではBMI 32以上かつ糖尿病合併例に適応とされます．今後は肥満外科治療が適応されるBMIの基準は引き下げられる可能性があると思います．

**中里** 術後に患者の食行動や嗜好性は，どのように変化するのでしょうか？

**龍野** これは個人差があると思いますが，リバウンドをきたす患者は変化に乏しいように思います．

**山口（コメンテーター）** まだ，具体的なデータにはなっていませんが，患者をみていると糖質を非常に好む方や飲酒が習慣となっている方は治療後の成績が芳しくない印象があります．そのほか，過食性障害のエピソードを有する患者は，手術によって改善する例のほうが多いと感じます．

**中里** それでは日常生活の活動性に影響はみられるのでしょうか？

**龍野** 術後は摂食可能な量が大きく制限されるため，身体活動を維持できるように低エネルギー/高たんぱくの補助食品を用いています．術後の栄養管理においては，われわれ内科医と管理栄養士が重要な役割をもっているといえます．

**中里** 高度肥満患者は，精神/心理的問題を抱えていたり，社会的な関わりに問題を抱えているケースが多いように感じます．このような懸念材料を抱えている患者に対して，手術の適応をどのように判断すべきとお考えでしょうか？

**龍野** 米国では，精神病を抱える患者に対する適応基準が施設間で大きく異なります．それは施設によって患者のメンタルをケアできる能力に差があるためです．

その意味で，当院は比較的広めに適応を判断していると思います．躁うつの症状が明らかにひどいタイミングであれば手術は避けますが，肥満で困っている患者には積極的に介入するべきだというのが基本的な考えです．

**矢部** 私が肥満外科治療を依頼する施設では，術後の精神的な問題に配慮して，内科治療を6ヵ月継続しえた患者に対して肥満外科治療を実施しています．先生方のご施設では，どのように患者の適正を判断なさっているのでしょうか？

**龍野** 当院であれば術前に2週間入院していただき，VLCD療法（低エネルギー食療法）を施して食事が大幅に制限された状況の反応を確認します．また，術前の最終段階として心理テストと精神科医の面接を受けていただき，精神面の不安や懸念点を確認します．このような過程を経ながら，手術の適応を慎重に見極めております．

**矢部** 若年で高度肥満を有する2型糖尿病患者の管理に苦慮する先生方も多いと思います．このようなケースには，直ちにmetabolic surgeryを適応すべきなのでしょうか？ それとも薬剤の使用も含む内科的治療を試みたうえで外科治療を適応するべきでしょうか？

**龍野** ここ数年で糖尿病に対する薬物治療は新しい治療薬の登場によって大変革を迎えていると思います．特に従来治療では体重の増加が大きな問題となってきましたが，メトホルミンに加えてインクレチン関連薬やSGLT2阻害薬の登場により，体重を増加させないかむしろ体重を減少させながら治療することが可能になり，加えて心血管イベント抑制や腎臓保護効果も明らかになるなど大変な進歩を遂げています．そのような状況において，肥満外科治療の適応基準も従来と異なる可能性が十分あると考えられます．とくに，欧米人と異なり機能的β細胞機能が乏しい日本人に対する肥満外科治療の位置付けは，短期的な寛解だけでなく，長期的な再発抑制の観点を含めて検討する必要があると思います．

**中里** 術後2年目がポイントだと言われていますが，長期的なフォローに成功するか否かをどのように判断するのでしょうか？

**龍野** 基本的に自宅が遠距離など，術後長期にわたる外来フォローアップができない場合は手術をしていません．ただし，遠隔地から来院される患者でも，その遠隔地で信頼できる医師がフォローできる場合は手術の適応を考えます．ただ，肥満は食事や栄養不良の問

題ではなく，ストレスによる過食が原因である場合もあるので，フォローの妨げとなる物理的・心理的な要因を抱えている場合はその解決なくして，手術は困難だと思います．

**上野（コメンテーター）** 当院では，肥満外科治療を他大学に依頼するのですが，宮崎と大きく離れていることが問題です．内科治療では克服困難な肥満患者は少なくないのですが，他施設に患者を紹介しづらい状況です．肥満外科治療に取り組む施設が増えていくような展望はあるのでしょうか？

**龍野** 現状は潜在的な需要に対して受け入れ可能な施設は圧倒的に不足していると考えられ，私どもも肥満症治療学会で年に1回，チームビルディングのための講習会をおこなっています．肥満外科治療を普及させていくためには，手術を担う外科医だけでなく，術前・術後のケアを担う内科医の理解と協力が必要です．糖尿病・代謝内科の先生方には「手術を終えた患者のフォローのため」といったところから，肥満外科治療のことを知っていただければ大変ありがたいと思います．

**中里** 消化管の手術に携わる外科医にとって，スリーブ術は比較的容易な術式だと思われます．普及という点では，内科医を中心に認知を広げていく必要があるのかもしれませんね．

**龍野** 日常診療では外科治療が必要になるほどの高度肥満患者に遭遇する機会が少ない施設もあると思います．しかし，肥満外科治療をも統合的な肥満診療の一つとして取り入れることができれば窓口が広がり，臨床の現場で役に立つことも多いのではないかと思います．

**矢部** 高度肥満に対する外科的アプローチの有効性について理解できましたが，いまだにその恩恵を享受できていない方も多いかと思います．高度肥満者を漫然と診るのではなく，患者の準備状況をみて，患者に対して肥満外科治療を紹介していくことも内科医の重要な役割かもしれません．さて，わが国では高度肥満に対して有効な内科的アプローチが限定されていることが課題であることもわかりました．この問題に関して，龍野先生からご意見やご質問はございますでしょうか？

**龍野** 現在のわが国は肥満に対する薬剤の選択肢が大幅に限定され，使用にも制限が与えられている状況です．なぜ，これほどまで使えないのでしょうか？

**中里** これは日本の政治・経済的な要因も関わってくる問題です．日本の社会保険制度は，国民が医療費の一部をつねに負担していることになります．したがって，ベネフィットが明確でなければ公費を注ぐことができないのです．米国の制度であれば，自己の責任・自己の負担です．製薬企業が販売する新薬を使ってみようと試みる患者が実際にいることで，エビデンスも蓄積され，開発もつぎのステップに進めやすいという社会的な背景の違いがあるのかもしれません．もう一つは，わが国で「肥満症」という考え方がまだ十分に受け入れられていないことが考えられます．すなわち，日常診療では測りにくい内臓脂肪や，長期的な心血管イベントのリスクを評価することが浸透していないために，薬剤の効果も適切に評価されていない可能性があります．

**龍野** 今後，登場が期待できる薬剤はあるのでしょうか？

**中里** 現在，わが国ではマジンドールの適応条件を見直す動きも進行しています．

また，消化管から分泌されるオレオイルエタノールアミド（oleoylethanolamide）が，胃バイパス術によって増加し，脳内の報酬系に影響を与えることが報告されています[11)12)]．将来はこのような腸と脳の関連から新たな機序の薬剤が生まれてくる可能性もあります．

そのほか，自然界の食品がもつ抗肥満効果も注目されています．台湾クロヅル（Tripterygium Wilfordi）の根の成分（Celastrol）の抗肥満効果などは耳にする方も多いと思います．今後，東洋医学で用いられていた生薬の成分や機序が科学的に解明されていくことが期待されます．その意味で，開発のシーズは広がっていると思います．

**龍野** それでは，薬剤の適応範囲が拡大するような展望は考えられ

るのでしょうか？

**中里** メタボ健診（特定健康診査）と特定保健指導の成果によって，薬剤の位置付けが変わっていく可能性はあるかもしれません．

たとえば，「3％の体重低下によって耐糖能障害も改善する」ことが明らかになれば，3％の減量効果が認められる薬剤は初期治療に用いる薬剤として再評価されることが考えられます．適正体重まで下げるような薬剤ではなくても役割をもてるようになっていくと思います．

**龍野** 内科治療の問題として，つねにリバウンドの可能性がつきまといます．その根本的な原因は中里先生がご指摘なさったように，患者を取り巻く環境そのものといえますが，解消する方法は考えられるのでしょうか．

**中里** 残念ながら現時点では人の行動や価値観に直接介入するような手段はもっていないといえます．あるとすれば，結果に対して明快なインセンティブを約束することで，積極的な運動や生活習慣の改善を促すことは可能かもしれません．しかし，医療行為の一環として強力なインセンティブを患者に提供することは事実上不可能だろうと思います．

教育やエンパワーメントによって患者の行動変容を根気強くうながしていく必要があると思います．

**矢部** すでに出来上がった高度肥満に対して，現在の内科的アプローチは，なかなか成果を上げることは難しいと感じます．一方，内科的アプローチによって肥満を予防することは可能かもしれません．中里先生は，この点，どのようにお考えでしょうか？

**中里** 肥満は突然に発症するものではなく，しだいに形成されていく病態です．矢部先生の仰るように，高度肥満に至った患者を内科的に改善しようとすることは非常に困難です．

ADAが提唱する外科治療の適応基準はアジア人ならばBMI 27.5以上，欧米人でも30以上とされることをふまえると，それよりも早く介入しなければ内科的アプローチの意義が薄れてしまう恐れがあります．少なくともBMIが25を超えて，体組成に脂肪の沈着がみられる患者には介入すべきだと考えています．しかしながら，現在のわが国では薬剤が使いにくい状況であることはすでに述べた通りです．さらに行動療法にも保険上は診療報酬が認められていないため，肥満に対する介入は現場の熱意に依存している割合が大きいと思われます．早期介入をうながすうえで，医療者にインセンティブが与えられないことは非常に問題です．

**矢部** 糖尿病治療薬には，GLP-1受容体作動薬やSGLT2阻害薬など，減量効果を有する薬剤があります．このような薬剤を用いた肥満予防について，お考えをお聞かせいただけますでしょうか？

**中里** SGLT2阻害薬，インクレチン関連薬のいずれも，予想以上に生体内を動かしていることがわかってきており，われわれも実際に体重低下作用を経験することがあります．

糖尿病患者に限られますが，ごく軽度の肥満がみられる場合は薬剤選択の判断材料になりうると考えられます．糖尿病患者に対してはアプローチしやすくなってきていると思います．

**山口**（コメンテーター） 患者によっては体重を10～20 kg下げるきっかけになることもありますが，まったく効かない患者もいます．レスポンダー／ノンレスポンダーについてはどこまで明らかになっているのでしょうか？

**中里** よく下がる人の場合は消化管ホルモンの動きが明快に，抗肥満に動いているということが一点あります．

また，腸内細菌が薬剤の効果に影響を及ぼしている可能性があります．メトホルミンも腸内細菌によってレスポンダーと，ノンレスポンダーに分かれることがわかってきており[13]，腸内環境は薬剤選択を決定付ける一因であると思います．

しかし，臨床の現場であらかじめ予測する方法はまだありません．いまは実際に使って患者の反応をみることしかできませんが，将来は薬剤の効果を腸内細菌で予測する方法もわかってくるかもしれません．

**矢部** 最後にわが国の肥満治療に

おける内科的・外科的アプローチの将来について，先生方のご意見をお聞かせいただければと思います．

**中里** 肥満は，エネルギーバランスを維持する恒常的な食事ではなく享楽的な食事によってもたらされるといわれています．現在，人の行動を客観的に解析するための技術が発達してきており，摂食の動機付けに関わる脳機能を臨床的に解析できるようになることで，享楽的な感覚にアプローチすることが可能になっていくと思います．また，肥満・摂食・エネルギー代謝を司る分子も明らかにされてきています．脳と臓器間のネットワークが基軸となって新しい薬剤が開発されていくことも期待されます．

これまでは患者の摂取カロリーを臨床の現場ではとらえられなかったことも大きな問題でした．これから先は，生活習慣をより正確に，客観的にとらえるためのツールが発達していきます．そしてツールの発達とともに，生活習慣を改善するための指導が具体的になり，内科医は肥満症にもっとコミットできるようになると予想しています．

**龍野** 肥満外科治療は肥満症治療の一部であって，単独で完結できるわけではありません．栄養・運動・認知行動・薬剤といった内科的アプローチがベースとなる必要があります．したがって，ベースの発達とともに外科治療の適応も大きく変わっていくと考えています．

もう一つ，肥満外科治療に携わるなかで思うことは，発育期の問題，すなわち食育の重要性です．食育が不十分な子どもが小児肥満をきたし，高度肥満につながっている傾向がみられます．昔は栄養というものを家庭のなかで自然に学んできたのですが，いまではその機会が失われてきていると感じています．栄養も含めた全人的教育を考えることは，われわれも含めた社会の責任ではないかと思います．

**矢部** 高度肥満に対する外科的アプローチについて科学的根拠が示されつつあるなか，薬物療法を主体とした内科的アプローチは，少なくともわが国において十分な効果を発揮できていなかもしれません．しかし，術後の栄養的・精神的なサポート，また，肥満の予防的な治療という観点では内科的アプローチの意義はきわめて大きいと思います．どちらかに偏ることなく，外科的アプローチと内科的アプローチを組み合わせながら肥満を治療していく必要があると強く感じました．本日は先生方，有意義なご討議をありがとうございました．

## 文 献

1) Sjöström L, Narbro K, Sjöström CD et al：Effects of bariatric surgery on mortality in Swedish obese subjects. *N Engl J Med* **357**：741-752, 2007
2) Schauer PR, Bhatt DL, Kirwan JP et al：Bariatric Surgery versus Intensive Medical Therapy for Diabetes-5-Year Outcomes. *N Engl J Med* **376**：641-651, 2017
3) Ikramuddin S, Korner J, Lee WJ et al：Durability of Addition of Roux-en-Y Gastric Bypass to Lifestyle Intervention and Medical Management in Achieving Primary Treatment Goals for Uncontrolled Type 2 Diabetes in Mild to Moderate Obesity：A Randomized Control Trial. *Diabetes Care* **39**：1510-1518, 2016
4) Romeo S, Maglio C, Burza MA et al：Cardiovascular events after bariatric surgery in obese subjects with type 2 diabetes. *Diabetes Care* **35**：2613-2617, 2012
5) Arterburn DE, Olsen MK, Smith VA et al：Association between bariatric surgery and long-term survival. *JAMA* **313**：62-70, 2015
6) Hsu CC, Almulaifi A, Chen JC et al：Effect of Bariatric Surgery vs Medical Treatment on Type 2 Diabetes in Patients With Body Mass Index Lower Than 35：Five-Year Outcomes. *JAMA Surg* **150**：1117-1124, 2015
7) American Diabetes Association：7. Obesity Management for the Treatment of Type 2 Diabetes. *Diabetes Care* **40**（Suppl 1）：S57-S63, 2017
8) Ban N, Tanaka S, Watanabe R et al：Bariatric surgery versus intensive medical therapy for weight reduction and diabetes in Japanese morbid obesity patients. Obesity Week 2016, New Orleans, USA, 2016.11
9) Haruta H, Kasama K, Ohta M et al：Long-Term Outcomes of Bariatric and Metabolic Surgery in Japan：Results of a Multi-Institutional Survey. *Obes Surg* **27**：754-762, 2017
10) le Roux CW, Astrup A, Fujioka K et al：3 years of liraglutide versus placebo for type 2 diabetes risk reduction and weight management in individuals with prediabetes：a

randomised, double-blind trial. *Lancet* **389**：1399-1409, 2017
11) Hankir MK, Seyfried F, Hintschich CA *et al*：Gastric bypass surgery recruits a gut PPAR-$\alpha$-striatal D1R pathway to reduce fat appetite in obese rats. *Cell Metab* **25**：335-344, 2017
12) Montecucco F, Lenglet S, Quercioli A *et al*：Gastric bypass in morbid obese patients is associated with reduction in adipose tissue inflammation via N-oleoylethanolamide (OEA)-mediated pathways. *Thromb Haemost* **113**：838-850, 2015
13) Forslund K, Hildebrand F, Pedersen O *et al*：Disentangling type 2 diabetes and metformin treatment signatures in the human gut microbiota. *Nature* **528**：262-266, 2015

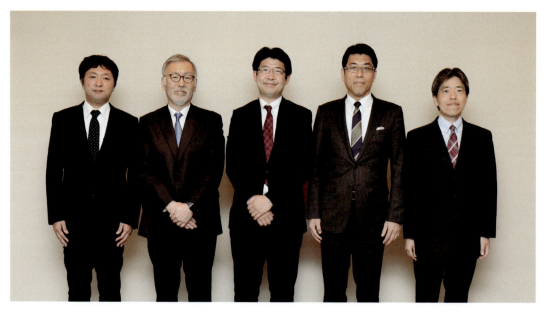

（2017年秋　京都にて）

# Comment

*Diabetes Strategy Debate*

ディベートコメント

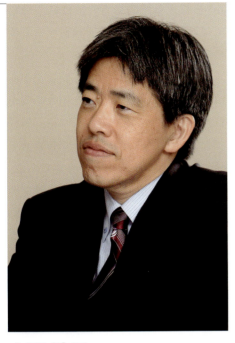

**上野 浩晶**
(宮崎大学医学部内科学講座神経呼吸内分泌代謝学分野助教)

- 1993年 宮崎医科大学医学部医学科卒業
- 1997年 千葉大学大学院分子機能制御学講座
- 2001年 宮崎医科大学大学院(生体制御系,代謝・内分泌学)修了
  宮崎医科大学医学部附属病院第三内科
- 2004年 宮崎大学医学部第三内科助手
- 2006年 宮崎大学医学部内科学講座神経呼吸内分泌代謝学分野助教
- 現在に至る

主要研究テーマ:日本人2型糖尿病や肥満症における消化管ペプチド

## 「肥満症治療には内科も外科も手を携えて」

 肥満者が減量するためには,食物や飲料からの摂取エネルギー量を基礎代謝や運動などからなる消費エネルギー量よりも少なくすることが必要となるため,食事療法,運動療法,さらに行動療法が基本となる.それらで効果不十分の場合に薬物療法を考慮することになるが,現時点ではマジンドールしか選択肢はなく,しかも使用条件が厳しいため,多くの肥満症患者には使いづらいのが実情である.とくに高度肥満症の場合には,現在のわが国でおこないうる内科的治療では難渋する場合も多く,肥満外科治療の適応と考えられる症例もあり,施行例では著明な体重減少や糖脂質代謝などの改善を認める症例も多い.さまざまな大規模臨床研究の結果からも肥満外科治療が有効な治療法であることは間違いないが,すべての肥満症患者に施行できるわけでもない.

 肥満症に対する内科的治療の切り札として薬物療法があるが,日本人は3%以上の体重減少により糖脂質代謝や血圧などが改善することが明らかになっており[1],体重減少だけを目的とした「抗肥満薬」ではなく,ある程度以上の体重減少+併存疾患改善を目的とした「抗肥満症薬」の登場が待たれる.2型糖尿病症例であればSGLT2阻害薬やGLP-1受容体作動薬で血糖改善とともに数kgの体重減少を得られる例も多いが,数ヵ月から半年程度で体重減少は頭打ちとなり,以後は再増加する例もみられる.また,欧米で使用可能な抗肥満症薬にしても,肥満外科治療後においても,効果に乏しい症例や,リバウンドしてしまう症例もあり,より多く,より長く体重減少を維持するためには,やはり食事・運動療法,および行動療法も重要となる.それに関わる医師やコメディカルのスキルアップとチーム医療の構築も重要であるが,その内科的治療に対して保険診療上で点数が認められるようになることも必要と考えられる.

 わが国でも,新規の抗肥満症薬の治験が進みつつあるが,日本肥満学会はBMI 25以上で糖尿病などの併存疾患を2つ以上もつ者も薬物療法の対象として提唱している.今後は食欲やエネルギー代謝調節機構がさらに解明され,それに基づいた新規作用機序の肥満症治療薬の開発も期待される.肥満症治療は内科か外科かに二極化されるものではなく,互いの治療法の長所と短所を理解し,協働して肥満症の改善に取り組むべきであると今回のディベートを通じて改めて考えさせられた.

### 文献

1) Muramoto A, Matsushita M, Kato A *et al*:Three percent weight reduction is the minimum requirement to improve health hazards in obese and overweight people in Japan. *Obes Res Clin Pract* **8**:e466-e475, 2014

# CommenT

*Diabetes Strategy Debate*

ディベートコメント

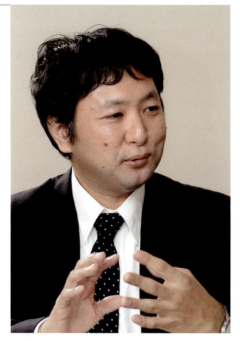

山口　崇
(東邦大学医療センター佐倉病院糖尿病内分泌代謝センター助教)

2005年 東邦大学医学部医学科卒業
2007年 東邦大学医療センター佐倉病院糖尿病内分泌代謝センター医員
2011年 東邦大学大学院医学研究科博士課程修了，医学博士号取得
2013年より現職
主要研究テーマ：NAFLD，NASH の発症進展機序における酸化コレステロールの役割に関する研究

## 「肥満外科治療をオプションの一つとした総合的なマネージメントスキルをもつ肥満内科医が必要」

　減量治療は，摂取カロリーと消費カロリーの出納を負にするだけの単純なものであるが，これを長期にわたって患者に継続させることは難しく，とくにBMIが35kg/m$^2$を超える高度肥満患者においてはきわめて困難なことは多くの臨床医が経験している．肥満外科治療は，わが国でもその効果に関する報告が増加してきており，一般医における認知も広がりつつある．今回のディベートでは，肥満外科治療の絶大な体重減少効果に加え，糖尿病などの代謝改善効果が改めて呈示され，その一方で内科治療，とくに薬物治療が満足のいくものでない現状が浮き彫りになった．現時点では，BMI 30kg/m$^2$を超える肥満患者の治療については内科治療単独では難しく，外科治療を検討する必要があるだろうとのコンセンサスに至った．

　しかし一方で，外科治療も万能ではなく問題点があり，そこに内科治療が改めて重要な役割を担う必要がある点も同時に浮き彫りとなった．その一つは，外科治療をおこなっても25%程度の患者で十分な体重減少が得られず，代謝異常が改善できないという点である．当院でこのような「肥満外科治療抵抗例」の背景を調査したところ，幼少期からの肥満，精神疾患の合併，精神遅滞や知的なアンバランス，サポート体制の不十分さ，などの要因が抽出された．このことは，食欲調節遺伝子，DOHaD（Developmental Origins of Health and Disease）の問題，生育環境，心理社会要因など，その原因に多くの因子を含んでいることを示唆する．このような例は外科治療のみでは解決できず，手術前後に集学的な内科的サポートがとくに必要となる．

　肥満治療の大きな問題は，食行動やエネルギー調節といった，病態を構成する根幹機序が十分に明らかでないことにある．肥満外科治療は決して肥満の病態機序の上流を治療するわけではなく，根本的な解決にならない．今後この機序が明らかとなれば，治療標的がより明確となり，薬物療法や行動療法によるアプローチが大きく進歩するはずである．ここに肥満外科治療が加われば，非常に大きな成果が得られるだろう．

　肥満外科治療は，肥満治療の大枠のなかにおける，現状で最も効果が高いオプションの一つという位置づけであって，ライフスタイル改善に根ざした内科治療の継続は必須である．そして，薬物療法を含めてこれらをマネージメントする中心的役割を担うのは内科医である．今後，肥満外科治療の適応はより低いBMIに拡大されていく流れにあり，適応となる患者数は莫大に増えることが予想される．肥満外科治療を熟知し，外科治療を含めた総合的な肥満治療のマネージメントができる肥満内科医のスキルアップが求められるだろう．

# 第28回 糖尿病のここがわからない!?

## 糖尿病とエピジェネティクスのここがわからない!?

森永 秀孝　園田 紀之　小川 佳宏
MORINAGA Hidetaka, SONODA Noriyuki, OGAWA Yoshihiro
九州大学大学院医学研究院病態制御内科学（第3内科）

### Summary

糖尿病の発症に関しては遺伝的要因と環境要因の相互作用によるものだと考えられている．最近，その発症機序において「エピジェネティクス」が注目されている．これはDNA配列の変化を伴わない後天的なゲノム修飾であり，遺伝子の発現を調節する仕組みである．このゲノム修飾は，環境により変化することが知られており，いくつかのメカニズムが明らかになっている．これまでの研究により，糖尿病の発症にエピジェネティクスが関与していることが示唆されており，この関連を明らかにすることにより糖尿病における「先制医療」に貢献できる可能性がある．

## ?? はじめに

糖尿病に罹患しやすい人は遺伝的要因に加えて，環境要因が占める割合も少なくない．環境要因としては酒，タバコ，ストレス，食習慣（過食・栄養不足），肥満，加齢，運動不足などがあげられる．近年さらに研究が進み，これら環境要因の影響を受ける「エピジェネティクス」が糖尿病の罹患性に寄与していることが明らかになりつつある．1980～1990年にかけて，Barkerらは疫学調査により，「子宮内環境の悪化に伴った低出生体重児は成人期における高血圧，糖尿病，心疾患などの生活習慣病に罹患するリスクが高い」という報告をおこない，「胎児プログラミング仮説（Barker仮説）」を提唱した．その後，GluckmanやHansonらがBarker仮説をもとに「胎児期や乳児期における環境要因が，将来の健康およびさまざまな疾患の発症リスクに影響を及ぼす」という一般化した概念を提唱し，現在は"DOHaD（Developmental Origin of Health and Disease）"とよばれている．このメカニズムとして最近注目されているのがエピジェネティクスである．

エピジェネティクスとはDNA塩基配列の変化を伴わない，後天的な修飾による遺伝子発現の制御および維持である．1個体の細胞すべてが同じDNAをもっているにもかかわらず，それぞれの臓器で異なった機能をもつ細胞に成熟するのはこのためである．具体的なメカニズムには(1)DNAメチル化，(2)ヒストン修飾，(3)非翻訳RNAがある．DNAメチル化ではDNAにおけるCpG配列のシトシンがメチル化される状態であり，ヒストン修飾ではヒストンがアセチル化やメチル化，リン酸化などの修飾を受ける．

このような，エピジェネティクスが糖尿病の発症に関与していることが明らかになってきており，それらの関連性を本稿で概説する．

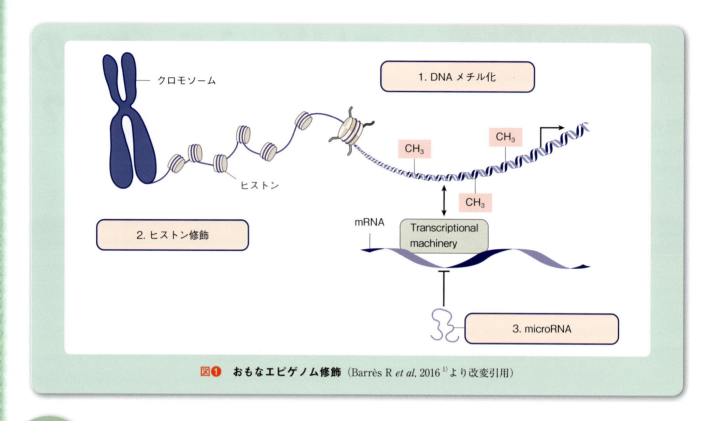

**図❶　おもなエピゲノム修飾**（Barrès R *et al*, 2016[1]）より改変引用）

## 1　エピジェネティクス

　細胞を構成する蛋白質は設計図であるデオキシリボ核酸（DNA）から作られており，4種類のDNA（アデニン，シトシン，グアニン，チミン）から構成されている．DNAは4種類のコアヒストン（H2A，H2B，H3，H4）から成るヒストン8量体に巻き付いて，ヌクレオソームを形成している．このDNAとヒストンの複合体であるヌクレオソームが連なった構造をクロマチンとよんでいる（**図❶**）[1]．

　われわれの体は，1つの受精卵が増殖しながら分化することでさまざまな形・機能を獲得し，臓器などを形成することで1つの個体が構成される．そのなかの細胞は多くの異なる細胞から構成されており，約200種類の細胞が存在するが，それらの細胞はすべて同じDNA配列をもつにもかかわらず，それぞれ異なった機能をもち，役割をになう．それは細胞により発現している遺伝子がそれぞれ異なるためであるが，これにはDNA配列の変化を伴わない遺伝子発現の調節機構があり，後天的な環境要因によるゲノム修飾が関与している．これを一般的にエピジェネティクスとよんでおり，おもに①DNAメチル化，②ヒストン修飾（メチル化，アセチル化，リン酸化，ユビキチン化），③非翻訳RNA（microRNA）が知られている．たとえば，DNAメチル化はDNAのなかにあるCpG配列のC（シトシン）がメチル化される状態である．DNAがメチル化されることにより，DNA結合蛋白質が結合配列を認識できなくなり，転写因子などがDNAに結合できない状態となってしまう．その結果，遺伝子の転写制御ができなくなる仕組みである（**図❷**）．

　このような遺伝子におけるエピジェネティックな修飾は，代謝関連臓器の各細胞における遺伝子の転写活性を変化させ，インスリン抵抗性や膵β細胞の機能障害を含む2型糖尿病の発症および糖尿病治療薬への反応性や糖尿病合併症の発症のような表現型に寄与していると考えられる．

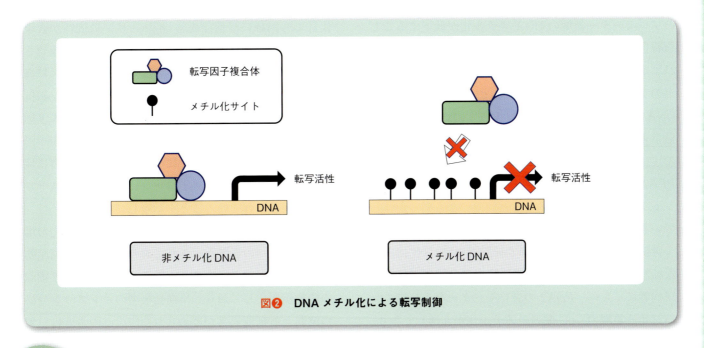

図❷ DNAメチル化による転写制御

## 2 Barker仮説

　1980〜1990年にかけてBarkerらは低体重で出生した児は，成人期における糖尿病や心血管疾患を含む慢性的な健康障害に罹患するリスクが増加することを明らかにし，子宮内環境がその後の健康に関連していることを示した[2,3]．これは「Barker仮説」とよばれ，母胎内で栄養不足に曝露された胎児は，少ない栄養で生命を維持していかなくてはならず，出生後も少ない栄養を効率よくエネルギー源として利用できるように適応しており（倹約遺伝子の活性化），出生後に通常の栄養を与えられるようになると相対的に過栄養の状態になって肥満に陥ると想定される．実際，オランダ・オーストラリア・中国で大規模なコホート研究がおこなわれ，飢饉のあいだに出生した児やその直後に生まれた児において高血圧や糖尿病に罹患するリスクが高いことが明らかとなった[4〜7]．したがって，発達時期での栄養バランスがDNAメチル化をはじめとしたエピジェネティックな制御に影響を及ぼし，糖尿病の発症において何らかの形で関与していることが示唆され，現在世界中の研究者が注目している．さらに興味深いことに，オランダ飢饉のあいだに出生した児では，同胞のそうでない児とくらべてインスリン様成長因子-Ⅱ（insulin-like growth factor-Ⅱ：IGF-Ⅱ）遺伝子のDNAメチル化が低いことが明らかとなった[8]．また，それが60年後にも維持されていたため，DNAメチル化は非常に強固な性質をもっていると考えられる．これはまさに胎内環境がエピジェネティックな変化を惹起し，しかもその状態が長期に維持される「エピジェネティックメモリー」の存在を示唆している．

## 3 2型糖尿病におけるエピジェネティクス

　一卵性双生児は同一のゲノムをもっているにもかかわらず，2型糖尿病の発症率に違いがある[9]．興味深いことに，3歳と50歳の一卵性双生児のリンパ球を採取しDNAメチル化とヒストンアセチル化をそれぞれ比較すると，50歳の双子のほうがより差が顕著であり，加齢によるエピゲノムプロファイルの変化が糖尿病発症の一因となっている可能性が示唆されている[10]．

　骨格筋では，PGC1α遺伝子の発現は加齢とともに低下し，肥満者や肥満マウスにおいても抑制されることが知られている[11]．Barrèsらは健常者において，運動をおこなうことにより*PPARGC1a*, *PDK4*, *PPARd*

のプロモーター領域のDNAメチル化が低下することを報告した[12]．また，健常者と糖尿病患者で骨格筋のバイオプシーをおこない，*PPARGC1a*のプロモーター上のDNAメチル化を解析すると，糖尿病患者ではDNAメチル化が増加しておりPGC1α mRNAの発現量は低下していた．通常DNAメチル化はCpG配列のシトシン塩基に生じるが，興味深いことに*PPARGC1a*のプロモーターではCpG以外の配列のシトシンにメチル化が生じるということも明らかにしている[13]．

膵臓において*PDX1*は膵β細胞の増殖・分化に重要な転写因子であるが，2型糖尿病患者の膵島では非糖尿病者にくらべ，*PDX1*のプロモーターならびにエンハンサー領域のCpG配列のメチル化が亢進しており，エンハンサー領域のメチル化率はPDX1 mRNAと負に相関していた[14]．

また，Parkらは子宮動脈結紮によって低栄養環境に曝露された子宮内胎児発育遅延（intrautering growth retardation：IUGR）ラットを作製した．そのIUGRラットより膵島を単離後，エピゲノム修飾について解析したところ，Pdx1プロモーター領域においてDNAメチル化率の上昇やヒストン修飾の変化が明らかとなり，同時にPdx1の発現量が減少していることを報告している[15]．われわれの研究でもIUGRマウスの解析をおこなっており，IUGRマウスの産仔は対照と比較して低体重で出生してくるが，10日程で体重は追いつき，その後，成獣期に高脂肪食を与えると脂肪量の増加を伴った体重増加・耐糖能異常・インスリン抵抗性が認められることを明らかにしている[16]．

最近の研究により，低栄養だけではなく低蛋白質や高脂肪食もエピゲノム変化の引き金となっていることがわかってきた[17]．マウスを用いた研究では，妊娠中の母親マウスに高脂肪食を与え，出生した仔において，DNAメチル化率の上昇によりアディポサイトカインの発現が減弱し，高血圧・高脂血症・インスリン抵抗性を引き起こすことがわかった[18]．しかも興味深いことに，2世代目で通常食を与えたにもかかわらず，3世代目でも同様に耐糖能異常・インスリン抵抗性が表現型として認められており，世代を超えた影響が確認された[19]．われわれの研究においても，妊娠マウスに高脂肪食を与えるとその産仔において，インスリン抵抗性やインスリン分泌低下を伴った耐糖能異常と膵β細胞の機能障害が惹起されており，酸化ストレスが一因となっていることを明らかにした．また，表現型に性差が存在しており，エストロゲンによって酸化ストレスから保護されていることを示唆している[20]．

また，母親のみならず，父親に高脂肪食を与えた場合でも胎児への影響が示されており，慢性的に高脂肪食を与えた父親から生まれた雌ラットでは，膵β細胞の機能が変化しており，早期発症型のインスリン分泌の減弱と耐糖能異常が認められた[21]．このように，親の栄養環境はエピジェネティックなメカニズムで子孫の代謝制御に影響を及ぼすことがげっ歯類の研究で示されている．

DNAメチル化のゲノムワイドな解析技術も進歩しており，エピゲノム解析をおこなう場合，大量のサンプルを高解像度で解析することができるようになった[22]．2型糖尿病の発症においてインスリン感受性臓器のエピゲノム変化を熟慮することは重要であり，Dayehらは膵島を用いたエピゲノムワイド関連解析（epigenome-wide association study：EWAS）をおこない，糖尿病関連遺伝子を網羅的に解析した．その結果，*TCF7L A*，*FTO*，*KCNQ1*などを同定しており，ゲノムワイド関連解析（genome-wide association study：GWAS）で同定された遺伝子とオーバーラップしていた[23]．また，一方が健常者で，他方が2型糖尿病の一卵性双生児の皮下脂肪および骨格筋においてゲノム全域のメチル化をアレイ解析した結果，*PPARGC1A*，*KCNQ1*，*HNF4A*を含めたいくつかの遺伝子のプロモーターでメチル化率の違いが同定された[24]．ほかにも同様の報告があり，酸化的リン酸化・糖脂質アミノ酸代謝・炎症・細胞外マトリックスリモデリングに関連した遺伝子の発現の変化が明らかとなっている（表1）[25][26]．

**表❶ 2型糖尿病に対するエピジェネティックマーカー遺伝子**（van Dijk SJ et al, 2015[25]/Raciti GA et al, 2015[26]より改変引用）

| 遺伝子 | サンプル組織 | 文献 |
|---|---|---|
| MALT1 | 全血 | Yuan W et al, 2014[36] |
| TCF7L2, FTO, KCNQ1 | 膵島 | Dayeh T et al, 2014[23] |
| PPARG, KCNQ1, TCF7L2, IRS1 | 皮下脂肪組織 | Nilsson E et al, 2014[37] |
| PPARGC1a | 膵島 | Ling C et al, 2008[38] |
|  | 骨格筋 | Barrès R et al, 2009[13] |
| FTO | 末梢血 | Toperoff G et al, 2012[39] |
| INS | 膵島 | Yang BT et al, 2011[40] |
| PDX1 | 膵島 | Yang BT et al, 2012[14] |
| CCL2 | 末梢血単核細胞 | Liu ZH et al, 2012[41] |

## 4 エピゲノム創薬

現在，エピゲノムをターゲットとした代謝疾患に対する医薬品の開発がおこなわれている．エピゲノム創薬にはDNAメチル化酵素阻害剤（DNMTis），ヒストン脱アセチル化酵素阻害剤（HDACis），ブロモドメイン蛋白質阻害剤（iBETs）が候補としてあがっており，臨床試験も進行中である．最近，糖尿病モデルマウスにDNMTisを投与することにより，Treg細胞の数を増やし，炎症性サイトカインの発現を減らすことが報告されており，治療に応用できる可能性が示された[27]．しかしながら，副作用や不安定さ，および抵抗性が問題となっている．したがって，DNMTisの開発に際して，非常に高い特異性と低い毒性をもった化合物が今後望まれる．HDACisはdb/dbマウスにおいて，ミトコンドリアの酸化的代謝の亢進，体重の減少，エネルギー消費の亢進，インスリン抵抗性の改善を認めた[28]．iBETsは非常に強力な抗炎症効果を有しており，がん細胞の増殖抑制効果をはじめとして，動脈硬化や1型糖尿病に対する将来の治療法として非常に有望である[29]．

このように，創薬に関してはいまだ開発段階であるが，発症前の段階で作用するような治療薬となりうる可能性があり，エピゲノムを標的とした新しい概念をもった治療法の開発が期待される．

## 5 運動によるエピゲノム変化

環境要因としての運動は，ヒト骨格筋および脂肪組織のエピゲノムを変化しうることが示唆されている[12)30)〜32)]．

Rönnらは，脂肪細胞のGLUT4遺伝子の転写を抑制し，インスリン抵抗性と相関することが知られているヒストン脱アセチル化酵素HDAC4と脂肪生成および脂質代謝に関与する遺伝子群の発現を制御する転写因子であるNCOR2の2つの遺伝子が，6ヵ月間の運動により高メチル化状態になることを見出し，運動によるDNAメチル化と代謝制御との関連性が高いことを明らかにした．

さらに，妊娠中も含めた妊娠前から6週間，母親マウスに運動をさせることにより，高脂肪食で誘導される出生仔でのPpargc1aの高メチル化を抑制し，代謝機能が改善することが明らかになった[33]．これは，母体での過栄養により誘導されるエピゲノム変化が，運動という単純な生活習慣の介入で，エピゲノム変化による出生児の代謝異常を回避できることを示唆している．

このように，運動によりエピゲノム修飾を介して代謝機能が改善することがわかってきた．遺伝子と環境

の相互作用をうまく利用した効果的な新規療法を開発し，糖尿病を含めた代謝疾患の蔓延を防ぐためには，運動の作用をそれぞれの組織で調べる研究が必要であり，ゲノムレベルでの分子メカニズムを明らかにすることが最も重要である．

## 6 糖尿病のリスクマーカーとしてのエピジェノミクス —DNA メチル化からの予測—

エピジェノタイプは肥満と2型糖尿病に関してリスクマーカーとなることが現実的になってきた．Godfreyらは，臍帯組織から得たサンプルを用いて解析したところ，出生時の retinoid X receptor alpha（RXRA）と endothelial nitric oxide synthase（eNOS）のプロモーターにおけるメチル化率が9歳での脂肪量および胎児期の栄養状態と相関していることを報告した[34]．

また，出生コホート研究で全血からゲノムを採取し，*PPARGC1A* プロモーターのメチル化率をパイロシーケンス法で解析したところ，思春期の肥満症を予測しうる[35]という報告があり，エピゲノムは肥満症と関連があることが示唆されている．

このようにエピゲノム解析は将来の肥満や代謝疾患に対する予測因子として非常に有用であるかもしれない．

## !! おわりに

糖尿病に関するエピジェネティクス研究について概説した．次世代シーケンサーやEWASなどの解析法の発展により大量のデータが得られ，エピジェネティクスが糖尿病発症に寄与していることが明らかとなりつつある．しかしながら，詳細な解析はこれからであり，更なる調査が必要である．今後，このような研究の積み重ねを臨床にどのように応用していくのかが重要であり，糖尿病の根本的な治療法の開発が望まれる．将来的に，エピジェネティックなプロファイリングで2型糖尿病を予測することが可能となれば非常に有効なツールとなることが予想され，先制医療として応用が可能であると考える．

## 文献

1) Barrès R, Zierath JR：The role of diet and exercise in the transgenerational epigenetic landscape of T2DM. *Nat Rev Endocrinol* **12**：441-451, 2016
2) Barker DJ：The fetal and infant origins of adult disease. *BMJ* **301**：1111, 1990
3) Whincup PH, Kaye SJ, Owen CG et al：Birth weight and risk of type 2 diabetes：a systematic review. *JAMA* **300**：2886-2897, 2008
4) Schulz LC：The Dutch Hunger Winter and the developmental origins of health and disease. *Proc Natl Acad Sci U S A* **107**：16757-16758, 2010
5) Thurner S, Klimek P, Szell M et al：Quantification of excess risk for diabetes for those born in times of hunger, in an entire population of a nation, across a century. *Proc Natl Acad Sci U S A* **110**：4703-4707, 2013
6) Huang C, Li Z, Wang M et al：Early life exposure to the 1959-1961 Chinese famine has long-term health consequences. *J Nutr* **140**：1874-1878, 2010
7) Li Y, Jaddoe VW, Qi L et al：Exposure to the chinese famine in early life and the risk of metabolic syndrome in adulthood. *Diabetes Care* **34**：1014-1018, 2011
8) Heijmans BT, Tobi EW, Stein AD et al：Persistent epigenetic differences associated with prenatal exposure to famine in humans. *Proc Natl Acad Sci U S A* **105**：17046-17049, 2008
9) Vaag A, Poulsen P：Twins in metabolic and diabetes research：what do they tell us? *Curr Opin Clin Nutr Metab Care* **10**：591-596, 2007
10) Fraga MF, Ballestar E, Paz MF et al：Epigenetic differences arise during the lifetime of monozygotic twins. *Proc Natl Acad Sci U S A* **102**：10604-10609, 2005
11) Mootha VK, Lindgren CM, Eriksson KF et al：PGC-1alpha-responsive genes involved in oxidative phosphorylation are coordinately downregulated in human diabetes. *Nat Genet* **34**：267-273, 2003
12) Barrès R, Yan J, Egan B et al：Acute exercise remodels promoter methylation in human skeletal muscle. *Cell Metab* **15**：405-411, 2012
13) Barrès R, Osler ME, Yan J et al：Non-CpG methylation of the PGC-1alpha promoter through DNMT3B controls mitochondrial density. *Cell Metab* **10**：189-198, 2009
14) Yang BT, Dayeh TA, Volkov PA et al：Increased DNA methylation and decreased expression of PDX-1 in pancreatic islets from patients with type 2 diabetes. *Mol Endocrinol* **26**：1203-1212, 2012
15) Park JH, Stoffers DA, Nicholls RD et al：Development of

type 2 diabetes following intrauterine growth retardation in rats is associated with progressive epigenetic silencing of Pdx1. *J Clin Invest* **118**：2316-2324, 2008

16) Yura S, Itoh H, Sagawa N *et al*：Role of premature leptin surge in obesity resulting from intrauterine undernutrition. *Cell Metab* **1**：371-378, 2005

17) Vanhees K, Vonhögen IG, van Schooten FJ *et al*：You are what you eat, and so are your children：the impact of micronutrients on the epigenetic programming of offspring. *Cell Mol Life Sci* **71**：271-285, 2014

18) Masuyama H, Hiramatsu Y：Effects of a high-fat diet exposure in utero on the metabolic syndrome-like phenomenon in mouse offspring through epigenetic changes in adipocytokine gene expression. *Endocrinology* **153**：2823-2830, 2012

19) Masuyama H, Mitsui T, Nobumoto E *et al*：The Effects of High-Fat Diet Exposure In Utero on the Obesogenic and Diabetogenic Traits Through Epigenetic Changes in Adiponectin and Leptin Gene Expression for Multiple Generations in Female Mice. *Endocrinology* **156**：2482-2491, 2015

20) Yokomizo H, Inoguchi T, Sonoda N *et al*：Maternal high-fat diet induces insulin resistance and deterioration of pancreatic $\beta$-cell function in adult offspring with sex differences in mice. *Am J Physiol Endocrinol Metab* **306**：E1163-E1175, 2014

21) Ng SF, Lin RC, Laybutt DR *et al*：Chronic high-fat diet in fathers programs $\beta$-cell dysfunction in female rat offspring. *Nature* **467**：963-966, 2010

22) Bock C：Analysing and interpreting DNA methylation data. *Nat Rev Genet* **13**：705-719, 2012

23) Dayeh T, Volkov P, Salö S *et al*：Genome-wide DNA methylation analysis of human pancreatic islets from type 2 diabetic and non-diabetic donors identifies candidate genes that influence insulin secretion. *PLoS Genet* **10**：e1004160, 2014

24) Ribel-Madsen R, Fraga MF, Jacobsen S *et al*：Genome-wide analysis of DNA methylation differences in muscle and fat from monozygotic twins discordant for type 2 diabetes. *PLoS One* **7**：e51302, 2012

25) van Dijk SJ, Tellam RL, Morrison JL *et al*：Recent developments on the role of epigenetics in obesity and metabolic disease. *Clin Epigenetics* **7**：66, 2015

26) Raciti GA, Longo M, Parrillo L *et al*：Understanding type 2 diabetes：from genetics to epigenetics. *Acta Diabetol* **52**：821-827, 2015

27) Zheng Q, Xu Y, Liu Y *et al*：Induction of Foxp3 demethylation increases regulatory CD4+CD25+ T cells and prevents the occurrence of diabetes in mice. *J Mol Med*（Berl）**87**：1191-1205, 2009

28) Galmozzi A, Mitro N, Ferrari A *et al*：Inhibition of class I histone deacetylases unveils a mitochondrial signature and enhances oxidative metabolism in skeletal muscle and adipose tissue. *Diabetes* **62**：732-742, 2013

29) Fu W, Farache J, Clardy SM *et al*：Epigenetic modulation of type-1 diabetes via a dual effect on pancreatic macrophages and $\beta$ cells. *Elife* **3**：e04631, 2014

30) Barres R, Kirchner H, Rasmussen M *et al*：Weight loss after gastric bypass surgery in human obesity remodels promoter methylation. *Cell Rep* **3**：1020-1027, 2013

31) Jacobsen SC, Gillberg L, Bork-Jensen J *et al*：Young men with low birthweight exhibit decreased plasticity of genome-wide muscle DNA methylation by high-fat overfeeding. *Diabetologia* **57**：1154-1158, 2014

32) Rönn T, Volkov P, Davegårdh C *et al*：A six months exercise intervention influences the genome-wide DNA methylation pattern in human adipose tissue. *PLoS Genet* **9**：e1003572, 2013

33) Laker RC, Lillard TS, Okutsu M *et al*：Exercise prevents maternal high-fat diet-induced hypermethylation of the Pgc-1$\alpha$ gene and age-dependent metabolic dysfunction in the offspring. *Diabetes* **63**：1605-1611, 2014

34) Godfrey KM, Sheppard A, Gluckman PD *et al*：Epigenetic gene promoter methylation at birth is associated with child's later adiposity. *Diabetes* **60**：1528-1534, 2011

35) Clarke-Harris R, Wilkin TJ, Hosking J *et al*：PGC1$\alpha$ promoter methylation in blood at 5-7 years predicts adiposity from 9 to 14 years（EarlyBird 50）. *Diabetes* **63**：2528-2537, 2014

36) Yuan W, Xia Y, Bell CG *et al*：An integrated epigenomic analysis for type 2 diabetes susceptibility loci in monozygotic twins. *Nat Commun* **5**：5719, 2014

37) Nilsson E, Jansson PA, Perfilyev A *et al*：Altered DNA methylation and differential expression of genes influencing metabolism and inflammation in adipose tissue from subjects with type 2 diabetes. *Diabetes* **63**：2962-2976, 2014

38) Ling C, Del Guerra S, Lupi R *et al*：Epigenetic regulation of PPARGC1A in human type 2 diabetic islets and effect on insulin secretion. *Diabetologia* **51**：615-622, 2008

39) Toperoff G, Aran D, Kark JD *et al*：Genome-wide survey reveals predisposing diabetes type 2-related DNA methylation variations in human peripheral blood. *Hum Mol Genet* **21**：371-383, 2012

40) Yang BT, Dayeh TA, Kirkpatrick CL *et al*：Insulin promoter DNA methylation correlates negatively with insulin gene expression and positively with HbA1c levels in human pancreatic islets. *Diabetologia* **54**：360-367, 2011

41) Liu ZH, Chen LL, Deng XL *et al*：Methylation status of CpG sites in the MCP-1 promoter is correlated to serum MCP-1 in Type 2 diabetes. *J Endocrinol Invest* **35**：585-589, 2012

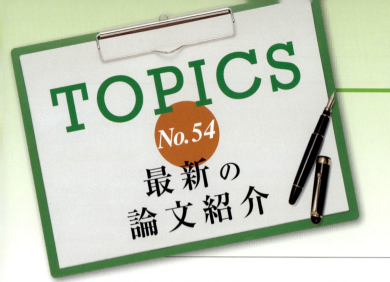

## TOPICS No.54 最新の論文紹介

植木 浩二郎
UEKI Kohjiro
国立国際医療研究センター研究所糖尿病研究センター

## 厳格な多因子介入は2型糖尿病患者の心血管イベント・死亡を抑制するのか：J-DOIT3，非盲検無作為化対照試験

Effect of an intensified multifactorial intervention on cardiovascular outcomes and mortality in type 2 diabetes (J-DOIT3): an open-label, randomised controlled trial.
Ueki K, Sasako T, Kadowaki T et al : Lancet Diabetes Endocrinol 5 : 951-964, 2017

### 背 景

　糖尿病の血管合併症の発症進展や死亡の抑制には，血糖単独での介入では効果が十分ではなく，統合的多因子介入によって強く抑制されることがSteno-2研究で示されていた[1)2)]．しかしながら，Steno-2研究は全体で160名のきわめて小規模な研究であり，また大血管症の病態や頻度もわが国と異なるデンマークで実施された研究で，さらに従来療法群の血糖・血圧のコントロールや，強化療法群の血糖コントロールは現在のガイドラインとくらべてきわめて不十分であった．

　したがって，わが国で現在のガイドラインとくらべて厳格な多因子介入が血管合併症の抑制や死亡の減少に有効かどうかについて，大規模に検証することが重要であった．

### 方 法

　J-DOIT3は，45歳から69歳までの2型糖尿病で高血圧か脂質異常症のある患者2,542名を，現在のガイドラインに沿った治療を施す従来療法群〔目標：HbA1c＜6.9％，血圧＜130/80mmHg，LDLコレステロール＜120mg/dl（心血管病の既往がある場合は＜100mg/dl）〕と，より厳格なコントロールをめざす強化療法群〔目標：HbA1c＜6.2％，血圧＜120/75mmHg，LDLコレステロール＜80mg/dl（心血管病の既往がある場合は＜70mg/dl）〕とにランダムに割り付けた[3)]．

### 結 果

　ベースラインの年齢は59歳，糖尿病罹病期間は約8.5年，BMIは25弱，HbA1cは約8.0％，血圧は約134/80mmHg，LDLコレステロールは約125mg/dlで，11％心血管病の既往者が含まれていた．また，喫煙者が従来療法群より強化療法群に有意に多く含まれていた（21.0％ vs. 25.8％）．最終的に従来療法群と強化療法群の各パラメータの平均は，HbA1c（7.2％ vs. 6.8％），血圧（129/74mmHg vs. 123/71mmHg），LDLコレステロール（104mg/dl vs. 85mg/dl）でいずれも有意に強化療法群で改善していた．

　1次エンドポイントは，「全死亡・心筋梗塞・脳卒中・冠動脈および脳動脈血行再建術」で，2次エンドポイントは「全死亡・心筋梗塞・脳卒中・腎症の発症進展・網膜症の発症進展・下肢血管病変（下肢切断，血行再建術）」であった．中央値8.5年の介入の結果，強化療法によって1次エンドポイントについては統計学的に有意でないものの19％の減少（p＝0.094）を認めたが，あらかじめ定められた喫煙などの因子で調整すると24％の有意な減少（p＝0.042）となった[4)]．1次エンドポイントのコンポーネントである全死亡，冠動脈イベント（心筋梗塞＋冠動脈再建術）に有意差はなかっ

# TOPICS 最新の論文紹介 No.54

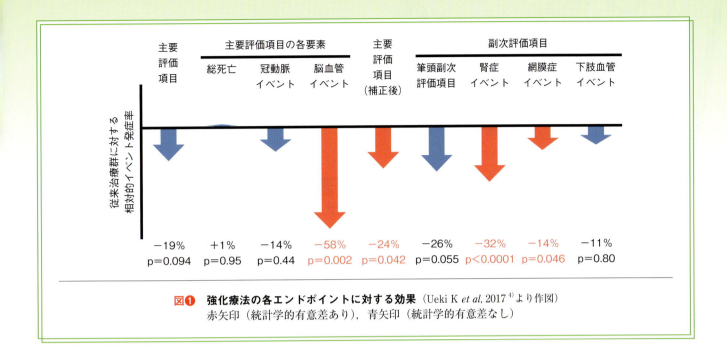

**図❶** 強化療法の各エンドポイントに対する効果 (Ueki K *et al*, 2017[4]より作図)
赤矢印（統計学的有意差あり），青矢印（統計学的有意差なし）

たが，脳血管イベント（脳卒中＋脳動脈血行再建術）は強化療法によって58％有意に抑制されていた（p＝0.002）．2次エンドポイントについては，腎症が32％（p＜0.0001），網膜症が14％（p＝0.046）有意に抑制されていた（図❶）[4]．

## 結論

現在のガイドラインよりも厳格な統合的多因子介入によって，脳血管イベントや腎症，網膜症が有意に抑制されたが，死亡や冠動脈イベントは減少しなかった．

## コメント

1次エンドポイントについて補正前には有意差を認めなかったことについて，従来療法群のコントロールもきわめて良好であったこと，強化療法群でいくつかの項目で目標に達しなかったこと，心血管死がきわめて少なかったこと，血行再建術をエンドポイントに加えたことなどが考えられた．一方で，重症低血糖を起こさずに（8.5年間で従来療法群4例，強化療法群7例）良好な血糖コントロールを得ることができることが示され，現在のガイドラインよりも厳格な介入で脳血管障害，腎症，網膜症を減少させることができたことから，将来のガイドラインの変更につながる可能性もあると考えられる．

## 文献

1) Gaede P, Vedel P, Larsen N *et al*：Multifactorial intervention and cardiovascular disease in patients with type 2 diabetes. *N Engl J Med* **348**：383-393, 2003
2) Gaede P, Lund-Andersen H, Parving HH *et al*：Effect of a multifactorial intervention on mortality in type 2 diabetes. *N Engl J Med* **358**：580-591, 2008
3) Ueki K, Sasako T, Kato M *et al*：Design of and rationale for the Japan Diabetes Optimal Integrated Treatment study for 3 major risk factors of cardiovascular diseases （J-DOIT3）：a multicenter, open-label, randomized, parallel-group trial. *BMJ Open Diabetes Res Care* **4**：e000123, 2016
4) Ueki K, Sasako T, Okazaki Y *et al*：Effect of an intensified multifactorial intervention on cardiovascular outcomes and mortality in type 2 diabetes （J-DOIT3）：an open-label, randomised controlled trial. *Lancet Diabetes Endocrinol*：[Epub ahead of print], 2017

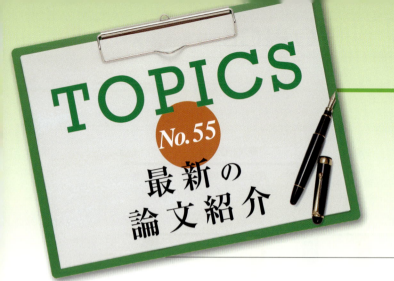

長船 健二
OSAFUNE Kenji
京都大学iPS細胞研究所増殖分化機構研究部門

## ヒトiPS/ES細胞およびマウス胎仔膵組織から膵内分泌細胞への分化を促進する低分子化合物の同定

Identification of a small molecule that facilitates the differentiation of human iPSCs/ESCs and mouse embryonic pancreatic explants into pancreatic endocrine cells.
Kondo Y, Toyoda T, Osafune K *et al*: *Diabetologia* **60**: 1454-1466, 2017

### 目 的

ヒト人工多能性幹細胞（iPS細胞），もしくはヒト胚性幹細胞（ES細胞）から作製される膵β様細胞は再生医療における細胞源として有望視されている．しかし，種々の成長因子を用いた分化プロトコルは往々にして高いコストが生じる．そこで本研究において，ヒトiPS/ES細胞をインスリン産生細胞（INS$^+$細胞）に誘導する新規低分子化合物を探索し，当該化合物による効果的な分化プロトコルを検討した．

### 方 法

まず，ヒトES細胞由来のPDX1$^+$膵前駆細胞からINS$^+$細胞への分化誘導効率を高める低分子化合物をスクリーニングした．つづいて同定した化合物を用いてヒトiPS/ES細胞からINS$^+$細胞を作製する分化プロトコルを最適化し，誘導されたINS$^+$細胞の *in vitro* および *in vivo* での機能を明らかにした．また，摘出マウス胎仔膵組織を用いて，当該化合物の誘導活性を調べた．最後に，新規低分子化合物が膵内分泌細胞への分化を促進する機序を明らかにするため，INS$^+$細胞のRNAシーケンス解析をおこなった．

### 結 果

約1,250種に及ぶ候補化合物のなかでクロモグリク酸ナトリウム（SCG）が同定された（図❶A）．SCGを用いた分化プロトコルによって，INS$^+$細胞の誘導率は$5.9±1.5\%$（n=3）から$16.5±2.1\%$（n=3）に上昇した（図❶B）．また，NGN3$^+$膵内分泌前駆細胞の誘導率が$14.2±3.6\%$（n=3）から$32.6±4.6\%$（n=3）に上昇し，SCGによってINS$^+$細胞を含む複数種の膵内分泌細胞の生成量が増大した（図❶C）．SCGによる誘導活性はマウス胎仔膵組織を用いた培養においても同様に確認された．さらに，SCGが膵内分泌細胞への分化を誘導するメカニズムに，骨形成蛋白質4（BMP4）シグナルの伝達阻害が関与していることを確認した．

### 結 論

SCGは膵内分泌前駆細胞の分化を促進することによって，ヒトiPS/ES細胞およびマウス胎仔膵組織から膵内分泌細胞の生成量を増加させる．この知見は膵内分泌細胞の発生機序の解明を促すとともに，INS$^+$細胞作製法のコストパフォーマンスの改善に寄与すると考えられる．

### データの利用

本試験中に得られたRNAシーケンスデータは，Gene Expression Omnibus（www.ncbi.nlm.nih.gov/geo）

# TOPICS 最新の論文紹介 No.55

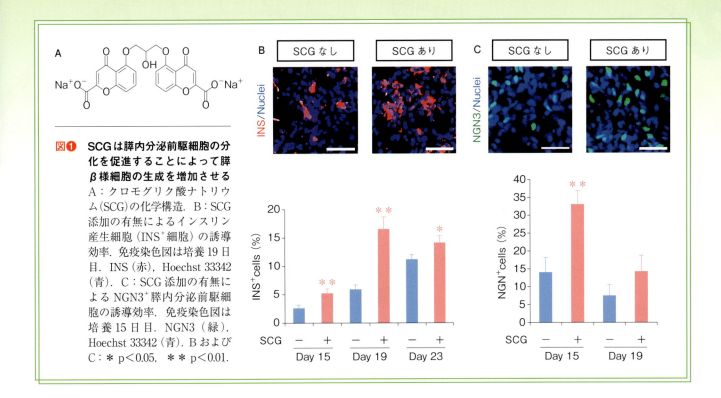

**図❶ SCGは膵内分泌前駆細胞の分化を促進することによって膵β様細胞の生成を増加させる**
A：クロモグリク酸ナトリウム（SCG）の化学構造．B：SCG添加の有無によるインスリン産生細胞（INS$^+$細胞）の誘導効率．免疫染色図は培養19日目．INS（赤），Hoechst 33342（青）．C：SCG添加の有無によるNGN3$^+$膵内分泌前駆細胞の誘導効率．免疫染色図は培養15日目．NGN3（緑），Hoechst 33342（青）．BおよびC：＊ $p<0.05$，＊＊ $p<0.01$．

で閲覧可能である（アクセス番号GSE89973）．

## コメント

近年，ヒトiPS細胞やヒトES細胞を用いた糖尿病に対する再生医療の開発研究が盛んにおこなわれている．その目標の達成に向けて，膵臓発生過程を再現したヒトiPS/ES細胞から胚体内胚葉，膵前駆細胞，膵内分泌前駆細胞を経たβ細胞への多段階分化誘導が研究されているが，膵前駆細胞以降の発生学的知見が乏しいため，膵内分泌前駆細胞やβ細胞を分化誘導するための因子は十分に同定されていない[1]．

本研究では，上記の発生学的知見の少なさを克服するために低分子化合物の網羅的スクリーニングをおこない，抗アレルギー薬として日常臨床で使用されているSCGが，ヒトiPS/ES細胞由来の膵前駆細胞とマウス胎仔膵細胞から膵内分泌前駆細胞への分化を促進させる新たな機能を有することを明らかにした．低分子化合物はさまざまな細胞内器官に作用するため，同一の化合物が複数の機能を有することが多く，今後も新たな機能がつぎつぎと発見されることが期待される[2]．

また，iPS/ES細胞の分化誘導に頻用される成長因子などの高価な蛋白質製剤と比較し，化合物は大量生産できるためコストが低く，化合物をおもに使用した安価な移植用膵細胞の作製法は再生医療の普及を加速させる．今後，本研究の成果が1型をはじめとする糖尿病に対するヒトiPS/ES細胞由来の膵細胞を用いた再生医療の確立に向けて貢献するとともに，未解明である膵内分泌前駆細胞の発生分化機構の解析に役立つことが期待される．

## 文献

1) Kondo Y, Toyoda T, Inagaki N et al：iPSC technology-based regenerative therapy for diabetes. *J Diabetes Investig*：[Epub ahead of print], 2017
2) Xu Y, Shi Y, Ding S：A chemical approach to stem-cell biology and regenerative medicine. *Nature* **453**：338-344, 2008

# 食品交換表 作成・改訂の歴史 第4回

伊藤 千賀子
Ito Chikako
Grand Tower Medical Court

## はじめに

2013〜2016年までに出版された食品交換表関連の書籍は『糖尿病食事療法のための食品交換表 第7版』と，これに伴って改訂された『糖尿病食事療法のための食品交換表 活用編 第2版』，『糖尿病腎症の食品交換表 第3版』の3冊がある（図❶）[1)〜3)]．食品交換表はこれまで述べてきたように1965年から一貫した考えで改訂されてきた[4)]．しかし，食品交換表 第7版では，従来の食品交換表から考え方が少し変更されてきた．詳細は後程述べる．

さて，食事療法の基本は適正なエネルギー量の食事である．これは標準体重を保ちながら日常生活を送ることができる食事量ということになるが，当然患者の年齢・性・身長・体重や日常の生活活動量によって異なるので，これらの状況をふまえて医師が総エネルギー量を決める必要がある．つぎは栄養バランスのよい食事であり，すなわち，炭水化物は摂取総エネルギー量の50〜60％，たんぱく質は標準体重1kgあたり1.0〜1.2gで総エネルギー量の15〜20％，脂質は総エネルギー量の20〜25％が適正とされている．日本動脈硬化学会のガイドラインでも脂質エネルギー比25％以下を推奨している．動物性脂質（コレステロールや飽和脂肪酸）を控えめにして，植物性・魚類性脂質（一価あるいは多価不飽和脂肪酸）が勧められている．

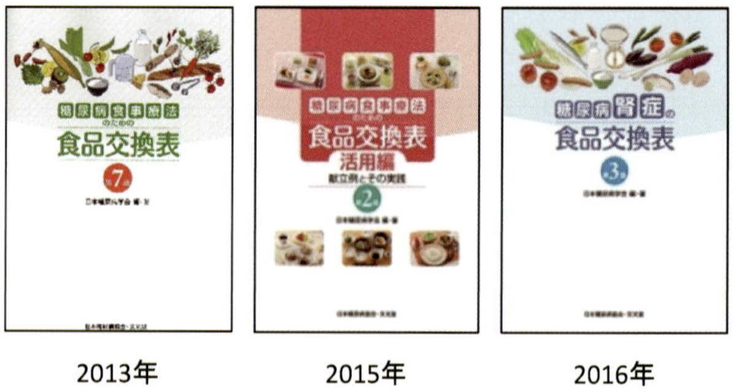

栄養指導は，栄養士法の第五条の五によると「管理栄養士は，傷病者に対する療養のため必要な栄養の指導を行うに当たっては，主治の医師の指導〔総エネルギー量，たんぱく質，脂質（飽和脂肪酸や不飽和脂肪酸）の摂取量〕を受けなければならない」と定められているが，食品交換表では総エネルギー量を決めるのみでほかの栄養素はバランスよく配分されることになる．

図❶ 糖尿病の食品交換表の変遷（2013年〜）
（文献1)〜3) より表紙引用）

2013年　2015年　2016年

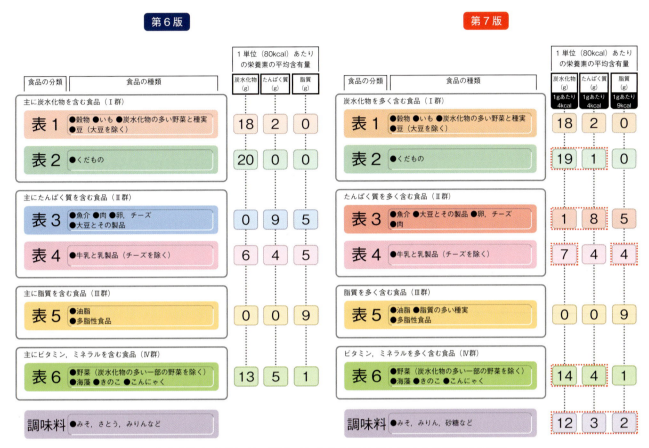

**図❷ 食品交換表 初版〜第6版までと食品交換表 第7版の食品分類表の比較**
（日本糖尿病学会，13頁，2013[1]）および日本糖尿病学会，9頁，2002[5]）を参考に作成）

決定された総エネルギー量に基づいて各表から食材を選ぶだけでバランスのよい食事となるため，食品交換表は専門の医師のみならず，広く非専門医にとっても食事療法がきわめておこないやすくなる媒体である．1993年の食品交換表 第5版から患者目線の内容となってすでに四半世紀になり，患者やその家族のあいだにも浸透してきた．これを大きく変更することは糖尿病の食事療法がおろそかになる恐れがあるので，十分考慮しなければならない．しかし，年代の推移とともに食品交換表編集委員も世代交代してきた．食品交換表 第7版はいままで踏襲されてきた食品交換表への考えが少し変化して新しい時代に突入したように思われる．

## 1 食品分類表の1単位の平均栄養素含有量の変更

食品交換表は1969年の改訂第2版から44年にわたって多くの患者や医療関係者が使用し，わかりやすいように先輩方が苦労して作られたものである．2002年の改訂にあたっても日本食品標準成分表は変更されていたが，おもな食品では1単位の平均栄養素含有量はいままでの数字と大きく違わないことから，従来の食品交換表の考え方に沿ってそのままにしてきた．しかし，今回の食品交換表改定時では2000年の五訂日本食品標準成分表から大きな変更はないにも関わらず，1単位の平均栄養素含有量が変更されている（**図❷**）[1,5]．

食品交換表 第7版で用いられている1単位の平均栄養素含有量は日本食品標準成分表から計算されたも

のではなく，国民健康・栄養調査のデータから決められているが，これは適切とは言いがたいと思われる．その理由を以下に述べる．

国民健康・栄養調査の目的は国民の身体の状況，栄養摂取量および生活習慣の状況を明らかにし，国民の健康増進の総合的な推進を図るための基礎資料を得ることであり，毎年実施されてきている．調査の対象および抽出方法は調査年の国民生活基礎調査において設定された単位区から，層化無作為抽出した300単位区内の世帯（約6,000世帯）および世帯員（調査年11月1日現在で満1歳以上の者，約18,000人）である．栄養摂取状況調査は調査年11月中の1日（日曜日および祝日は除く）と決められて原則秤量法が用いられている．食品交換表に収載されている日本食品標準成分表から計算された500〜1,500（CD-ROM版）食品を代表する数字とは言いがたい．

日々食べる食品は，量・質ともに年代によって多少の変動はあるものの，多くの食品を食べれば表示されている量（g）近くになるとの考えでこれまでの食品交換表は作られてきたが，新しい数字をどのようにとらえるべきか，患者に対して食事療法を指導する際に十分な説明が必要と思われる．

## 2 調味料の栄養素について

これまでの食品交換表の調味料は0.5単位に固定されているのではなく，各表からの摂取量の調整と考えられ，流動的に配置されていた．このことについては『「食品交換表」を用いる糖尿病食事療法指導のてびき 第2版』[6]で詳細に述べられている．調味料は一律に使うものではなく，栄養素配分には当てはまらない．食品交換表に記載された1単位の調味料についてPFC値をみると，食品分類表の数字にはならない．調味料全体でみると1単位中の炭水化物は5.8〜19.9g，たんぱく質0〜6.9g，脂質0〜5.1gとそれぞれに大きな差がある．

調味料の位置づけは配分表などを作成した時の調整単位であり，これこそ管理栄養士の腕の見せ所であり，患者を指導する時にも留意すべきである．調味料を0.8単位にすると味を濃くしてもよいし，砂糖をたくさん使用してもよいと間違った理解をする人もいるだろう．したがって調味料に栄養素の平均含有量は必要でないと思われる．

## 3 1日の指示単位配分例の脂質エネルギー比について

1日の指示単位の配分例が食品交換表 第6版[5]では15単位，18単位，20単位と23単位の4種類が掲載されていた．しかし，食品交換表 第7版[1]では3種類の炭水化物の比率（60％，55％，50％）について，それぞれ15単位，18単位，20単位，23単位の4種類が掲載され，全体で12種類の配分例が示されている．

一見すると選択範囲が広がっているようにみえるが，炭水化物比率が55％と50％の配分例では赤字で上段に注意事項が記載されており，患者は「難しい」との感じを強くもつのではないか．実際に食事療法で用いるのはおそらく炭水化物比率が60％の配分例が多いと思われる．もし医師の指示でもう少し炭水化物量を少なくしたい時は管理栄養士の指導の範囲でおこなえば十分と思う．

炭水化物55％では脂質エネルギー比が25.0〜26.4％，炭水化物50％では27.9〜30.0％になることから，指導時には脂質エネルギー比を低下させることを考慮すべきであろう（図3）[1]．

## 4 食品交換表 第7版を用いた食事指導の在り方

食品交換表 第6版は300万部近く出版されている．これまでに食品交換表 第6版で食事指導を受けていた人はそのままの継続でよいと思われる．

食事療法では糖尿病の血管合併症防止に役立つ食事療法の在り方も考慮しなければならない．すなわち，脂質エネルギー比は極力25％以下になるように配慮する必要がある．また，毎日の食事に過不足があった

**図❸ 指示単位別の配分例（脂質エネルギー比が高くなっているので指導上は注意が必要）**
（日本糖尿病学会，32～33頁，2013[1]を参考に作成）

時には，できるだけ前後の食事で調整して，宴会などで食べすぎた時は翌日の食事量を少し減らすことなどが大切である．

食品交換表は食事療法のテキストとしてはすぐれているものの，はじめて食事指導を受けて食事療法を理解しようと努力する糖尿病患者では，よくわからないために食事療法を放棄する場合が少なくない．食品交換表は食事療法をおこなううえでは簡単といえるが，はじめての人にとっては煩雑このうえもない．この辺りのことを指導側は考えなければならないし，高齢者にとってはきわめて難しい．

食品交換表を上手に活用するためには指導者側が食品交換表をよく理解し，1単位あたりの食品量を念頭において，現時点における食事摂取量を調査して，食事療法の指示単位との差を補正する方法で食事指導をおこなうと，患者もわかりやすい．また，多くの場合は摂取量を下方に修正することになるので，1回の指導で少しずつ減量して，指導をくり返しながら目標に近づければよい．いずれにせよ食習慣は急に変えることは難しいので，理解度を確認しながら本人の協力も得ながらくり返して修正指導をおこなうことが望ましい．

食品交換表 第7版で指導する場合には，総エネルギー量1,600kcal，炭水化物量60％をもとに主治医の指示エネルギー量に沿って増減しながら指導していく

のがよいと思う．さらに炭水化物を減らす指示が主治医からあった場合は個別に管理栄養士が対応する以外にはない．この場合でも患者の生活実態を十分把握して修正指導をおこなう．食品交換表では総エネルギー量を決めることによって各表からの摂取単位が決められ，ほぼそれに近い状態で指導すると，摂取エネルギー量はもとより，炭水化物，たんぱく質や脂質摂取量がバランスよく取れる仕組みになっている．よく似た栄養素含有量によって食品が表分けされているので，食生活の実態を把握するためにも食品交換表は欠かせない．多少の細かい変動は問題にならないので，全体を把握するのにきわめて有効である．

調味料については以前から糖尿病食事療法指導のてびき[6]にも記載されているように，食品交換表 第6版の0.5単位の位置づけは配分表などを作成した時の調整単位であり，これこそ管理栄養士の指導が大切である．食品交換表の第7版では調味料を0.8単位にしてあるが，これは味を濃くしてもよい，砂糖をたくさん使用してもよいと間違った理解となることもある．これも管理栄養士の指導の範囲でなるべく少なめがよいと思う．

嗜好品は積極的に摂るべきではなく，指導として適切に対応する必要がある．したがってこのなかに記載してある炭水化物，たんぱく質と脂質の含有量は参考程度でよい．

以上述べたように食品交換表 第7版は第5版や第6版とは作成理念が違っており，患者向けとは言いがたい．ここまで糖尿病患者に普及してきた食品交換表の活用が後退しかねない．このあたりを管理栄養士の方々の指導で是非ともカバーしていただきたいと心から願っている．

## まとめ

(1) 食品交換表が，1965年の初版から現在まで50年以上にわたり，絶えることなく使われてきた理由は①単純であること，②簡単であること，③わかりやすいこと，④安価なこと……などがある．1993年，食品交換表 第5版でわかりやすくするために食品交換表から食事療法の指導者向けの部分を除いてわかりやすいものになった．今回の食品交換表 第7版では両者が合体しており，難しいものになった．これをいかにして患者に浸透させるかを考えていかなければならない．

(2) 食品交換表のなかに収載されている食品はほとんど変わらないし，日本食品標準成分表は五訂から変えられていないのに各表の平均栄養素含有量が変更されており，この理由づけが不明である．平均栄養素含有量はほとんどが変更されているので，いままでの食品交換表に慣れ親しんだ患者にとっては大変と思われる．これによって食品交換表離れが進まねばよいがと思う．

(3) いずれにしても指示エネルギー量に沿って指導する管理栄養士が食品交換表 第7版をどのように考え，患者に理解されやすいものにして実際の指導に活かしてゆくかが鍵となる．

### 文献

1) 日本糖尿病学会（編・著）：糖尿病食事療法のための食品交換表 第7版，日本糖尿病協会・文光堂，東京，2013
2) 日本糖尿病学会（編・著）：糖尿病食事療法のための食品交換表 活用編 献立例とその実践 第2版，日本糖尿病協会・文光堂，東京，2015
3) 日本糖尿病学会（編・著）：糖尿病腎症の食品交換表 第3版，日本糖尿病協会・文光堂，東京，2016
4) 日本糖尿病学会：糖尿病学の変遷を見つめて 日本糖尿病学会50年の歴史，2008
5) 日本糖尿病学会（編）：糖尿病食事療法のための食品交換表 第6版，日本糖尿病協会・文光堂，東京，2002
6) 日本糖尿病学会（編）：「食品交換表」を用いる糖尿病食事療法指導のてびき 第2版，文光堂，東京，2004

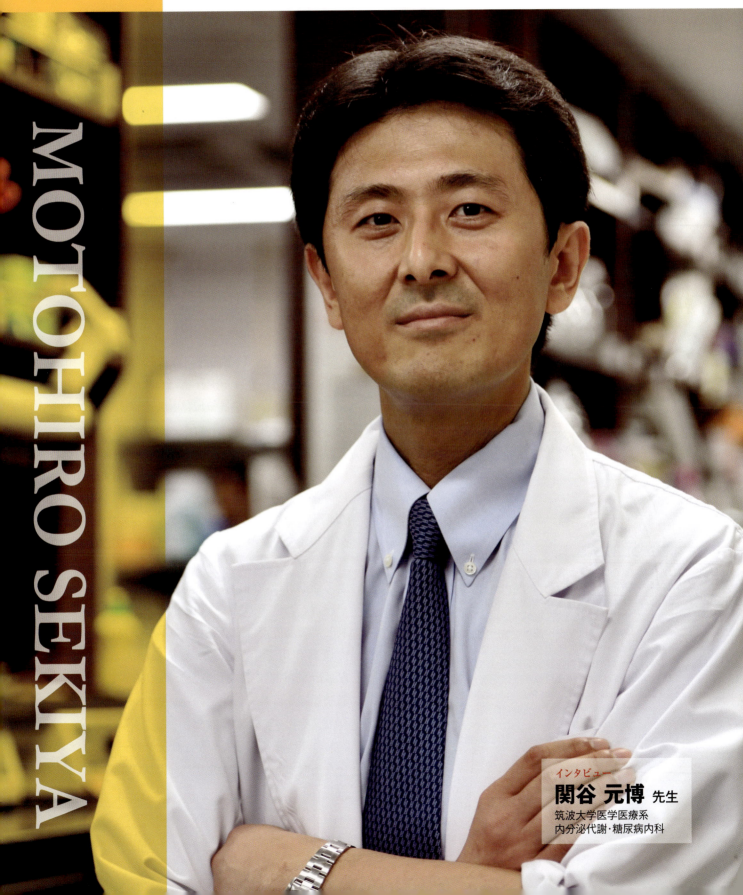

# Rising Stars

若手研究者ドキュメンタリー
ライジングスター　輝ける研究者たち　第28回

MOTOHIRO SEKIYA

インタビュー
関谷 元博 先生
筑波大学医学医療系
内分泌代謝・糖尿病内科

# 研究——
# 苦しさのなかに生命現象を理解する喜びと明日の医学の創出を信じる気持ち

　理科Ⅲ類を受けて医学部に進むか，宇宙物理学を研究すべく理科Ⅰ類に入るか——．東京大学の受験こそ決めていたものの，最後まで関谷先生は第一志望を決断できずにいた．小児喘息で何度も入院した経験から，医師という仕事の素晴らしさは理解していた．しかし大好きな数学を駆使して，宇宙のさまざまな現象を記述する宇宙物理学も捨てがたい．結局，前期と後期で両方に願書を提出し，最初に受かった理科Ⅲ類に進むこととなった．

## 内科ローテーションでがん患者の多さに驚く

　医師免許を取得すると，東京大学医学部附属病院での初期研修がはじまる．内科各科を1つずつローテートしていった．
　自身が苦しんだこともあり，当初は呼吸器内科をめざした．しかし内科は総じて，想像以上にがん患者が多かった．現在にくらべ，抗がん薬は少ない．死亡の転帰をとる患者も少なくなかった．患者さんとすぐに仲良くなる関谷先生にとって，決して魅力的とは言えない環境だった．
　しかしローテーションの終盤で回った循環器内科と糖尿病・代謝内科は様子が違っていた．がん患者は少なく，亡くなる患者もこれまで回ってきた内科よりもはるかに少なかった．循環器内科にも興味を覚えたが，インターベンションよりもデータをみて考えながら治療する糖尿病のほうが自身には向いているように思えた．
　3年間の研修期間を終えると糖尿病・代謝内科の扉を叩く．大学院生活がはじまった．

## 最初のテーマは「肥満」

　当時，糖尿病・代謝内科には教授がおらず，山田信博先生（故人）がリーダー格だったグループに関谷先生は所属する．循環器領域にも興味があったため，できれば動脈硬化を研究したかったが，与えられたテーマは「肥満」だった．2つの研究を同時に進めた．
　1つは，現在の上司である島野仁先生（現・筑波大学内分泌代謝・糖尿病内科教授）が研究を進められていた"SREBP-1"に関するものである．すでにSREBP-1欠損による肝トリグリセリド含量減少が肥満マウスで報告されていたため，多価不飽和脂肪酸（PUFA）による脂肪肝改善作用にSREBP-1が関与していないかを検討した．その結果，PUFAはSREBP-1発現を抑制し，脂肪肝だけではなくインスリン抵抗性に対しても改善作用を示した．この結果は大学院3年目に*Hepatology*誌に掲載された[1]．SREBP-1に関しては脂肪組織と肝臓での役割の違いについてさらにもう1報論文を出すことができた[2]．
　もう1つ進めていたのが，研究グループの主要テーマだったホルモン感受性リパーゼ（HSL）である．脂

---

**プロフィール**
**関谷 元博** 先生

- 1999年　東京大学医学部医学科卒業
  　　　　東京大学医学部附属病院内科研修医
- 2000年　日本赤十字社医療センター内科研修医
- 2005年　東京大学大学院医学系研究科修了
  　　　　東京大学医学部附属病院糖尿病・代謝内科医員
- 2006年　ヒューマンサイエンス財団リサーチレジデント
- 2007年　日本学術振興会特別研究員（PD）
- 2009年　東京大学医学部附属病院糖尿病・代謝内科助教
  同12月　Harvard School of Public Health, Department of Genetics and Complex Diseases postdoctoral fellow
- 2016年　筑波大学医学医療系内分泌代謝・糖尿病内科講師
  　　　　現在に至る

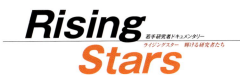

肪分解に重要な役割を果たすこの酵素を肥満マウスで欠損させたところ，予想に反して体重が減少した．そこで原因を探索すると，欠損マウスでは脂肪細胞分化の抑制と摂食量の減少が観察された．この結果は大学院4年目に *J Biol Chem* 誌に掲載された[3]．同マウスでは膵インスリン分泌低下[4]と肝臓でのHSLの新しい役割も観察された[5]．

## 大学院4年目で念願の「動脈硬化」研究へ

HSLの実験も大学院3年目が終わるころにはおおむね目途がついた．そこで関谷先生は，念願の「動脈硬化」研究に着手する．そして教室の岡﨑啓明先生（現・助教）が発見した脂肪分解酵素，「中性コレステロール水解酵素（NCEH）-1」の欠損マウスを作製し，マクロファージにおいてもNCEH-1がコレステロールエステル分解に関わっていることを *Cell Metab* 誌に報告した[6]．

この研究の見通しが立つと，関谷先生は留学の準備に取りかかる．かつてとは異なり，学位を取ったとは言え，誰もが留学する時代ではない．周りでも留学しないドクター達が多数派だったという．関谷先生自身は当初から留学を考えていたものの，上記NCEH-1研究に大学院4年時から手応えを感じており[7]〜[9]，日本学術振興会特別研究員（PD）を得る機会も重なったため，それを投げ出してまで留学を急ごうとは思っていなかった．

## 留学のきっかけは「患者さん」

では何を研究するために米国へ行くのか——．その動機は意外なことに，研究室ではなく診察室にあった．

「血糖管理がうまくいかない患者さんが，あまりにも多かったのです．いつまでたってもHbA1cが10％を切らない患者さんもいました．せっせと通いつづけていただいているのに，申し訳なくて」と関谷先生は振り返る．

そこで，脂質のバックグラウンドがある教室で，新たな糖尿病治療のきっかけを探そうと考えた．論文を調べていくと，ハーバード大学のGökhan S. Hotamisligil教授の教室が最適だと映った．面識はなかったがさっそく留学希望の旨とともにCurriculum Vitaeを添えて，Hotamisligil教授の秘書にメールする．しかし待てど暮らせど返事は来ない．そこでHotamisligil教授に直接送り直してみた．返事はすぐにやってきた．「学会で米国に来ることがあったらボストンに寄ってほしい」．

2008年，ニューオーリンズで開催された米国心臓協会（AHA）学術集会を利用して面接を受け，留学を快諾される．帰国後，NCEH-1研究の論文の完成が近づき「留学可能」と伝えると，「すぐにでも来なさい」となった．生まれたばかりのお子さんと3人，東へ向かう機上の人となった．

## 留学目標に合致した研究テーマ

Hotamisligil教授の研究テーマはaP2という蛋白である．

「aP2を欠損させるとマウスが糖尿病にならない」と *Science* 誌[10]に報告した1996年以来，一貫して研究をつづけてきた．その後，この蛋白を欠損させると，

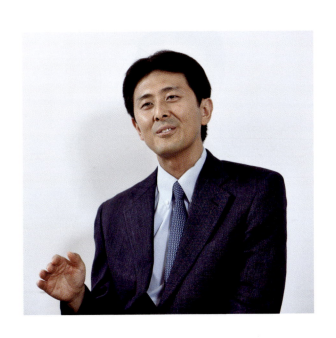

肥満や動脈硬化，ある種のがん，また喘息に対する抑制作用も明らかになり，その機序解明がHotamisligil教授のライフワークとなっていた．

当初は脂肪細胞内部のみで働いていると考えられていたaP2だが，関谷先生が留学したころには血中に放出されたホルモンとしての作用のほうが重要ではないかというデータが増えていた．たとえば，血中aP2高値で肝糖新生は亢進する．この機序解明が関谷先生のテーマとなった．これが明らかになれば，まさに留学の目標である「新たな糖尿病治療のきっかけ」が手に入る．願ったりかなったりのテーマだった．

## 人生で最も苦しかった2年間

しかし，実験をはじめると途端に暗雲が垂れ込めた．実験系を作れないのである．*In vitro*でaP2を肝細胞にかけても，あるいは*in vivo*でマウスに投与しても，一向に糖新生は増加しなかった．これに限らず，とにかく仮説通りのデータが出ない．苦しい日々がつづいた．気がつけばグラントの期限である2年間が終わろうとしていた．

「2年間やりきってデータが出なければ，手ぶらで帰国しよう」．そう思うところまで精神的に追い込まれていた．「人生で一番苦しかった時期です」と関谷先生は苦笑いする．

しかし2年目が終了する直前，やっとポジティブなデータが出た[11]．安堵の胸をなでおろした．研究をつづけることにする．日本で取ったグラントは切れたが，Hotamisligil教授のご厚意で給与が支払われた．

その後の検討で，aP2の下流に位置する「代謝産物センサー分子」を関谷先生は特定する．すでに存在は知られていた分子だが，代謝との関連は報告されていない．この分子の活性が上がると代謝は改善する．モデル動物では糖尿病・脂肪肝の改善なども観察された．そしてaP2活性が上がると分子の活性は低下していた．

「aP2は『代謝産物センサー分子』の活性低下を介し，糖代謝を増悪させる」という構図がみえた．気がつくと留学期間はすでに6年間にも及んでいた．

## 留学先では大きく育てていただいた

「振り返れば本当につらい時期でした．しかし最後まで自分の頭で考える重要性を問いて育ててくださったHotamisligil先生には，本当に感謝しています」と関谷先生は言う．

「普通なら留学生が2年間データを出さなければ，自分の研究も停滞しますから，あれこれ指導すると思うのです．しかしHotamisligil先生は『よく考えろ』とだけ言って，ずっと見守ってくださりました．おかげで6年間，ずっと自分の頭で考えながら研究を進められました．気づいてみれば膨大な知識が集積していました．育てていただいたという感謝の念でいっぱいです」．

「見守られ」ていたのは，ほかのラボメイトも同じだった．そのためお互いに知恵を出し合い，それに触発されて勉強した分野も少なくはないという．

帰国の準備に入った関谷先生にHotamisligil教授は言った．「君が見つけた分子も，作製したモデルも，すべて君の研究成果だ．持って帰っても構わないよ」．Hotamisligil教授は，必死になって教室の業績を上げ

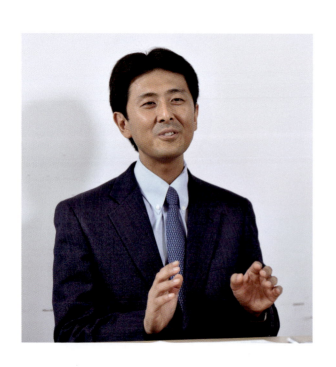

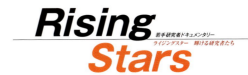

るよりも，若手研究者が育つのを見守るほうがお好きなようである．素晴らしいメンターだった．

## 米国で発見した分子で創薬を

　帰国するにあたって，東京大学糖尿病・代謝内科の門脇孝教授ともご相談のうえ，筑波大学の内分泌代謝・糖尿病内科に籍を置くことになった．留学先の研究のつづきは筑波大学でも進められ，関谷先生が筆頭著者となる論文もやっと投稿準備が整った．米国で特定した分子は，膵β細胞や脂肪組織でもよい作用をもつことが明らかになってきた．抗炎症作用も示唆されている．

　関谷先生自身は，これらの知見を創薬に結びつけたいと考えている．しかし製薬会社は現在，がん治療薬の開発にシフトしており，慢性疾患治療薬の開発をめざした共同研究は簡単ではなさそうだという．そこで関谷先生はまず，東京大学創薬機構の化合物ライブラリーを用いたスクリーニングから着手する考えだ．現在，機構と相談しているところだ．留学の目的だった「新たな糖尿病治療」である．なんとか実現したい．

## 量子力学的な観点も取り入れた
## 医学・生物学の可能性も探りたい

　実は関谷先生にはもう1つ大きな夢がある．量子力学などの物理的観点を医学・生物学へ応用することである．

　たとえば，分子間の相互作用を考える際，それぞれの分子の電子軌道や励起状態の有無なども量子力学では重要になっていく．そのような観点から現在の医学・生物学を見直すと，まったく別の世界がみえてくるはずだという．宇宙物理学に魅力を感じた感性はまだ生きている．

　さて先述の通り，学位を取っても留学しないドクターが増えている．しかし関谷先生は「つらかったけれど，総合的には得るもののほうが多かった」と総括する．日本とはまったく異なる米国文化に「人間性の

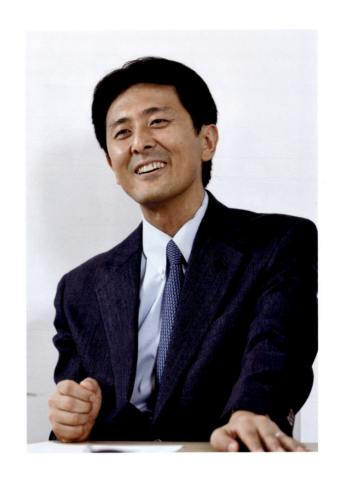

尊重」を感じ，感銘を受けた．また臨床をおこなうことなく「研究のみ」という時間を過ごしたのも，いまとなっては財産だとわかる．「仕事は基本的に9時5時」という当たり前のルールも，それが体現されている社会に住むことではじめてその意義に気づいた．

　「留学先の研究でつまずいても，臨床医なら帰国後に医療現場で再スタートするのは難しくありません．迷っている先生は思い切って行ってしまうのも一つの手です．留学しないとしても研究は臨床の大きな武器となります．研究の量に比例して患者さんへの洞察が深まるのです．若い先生方はぜひ，挑戦してみてください」．

　終始一貫，力むことなく，笑顔で話される関谷先生だった．

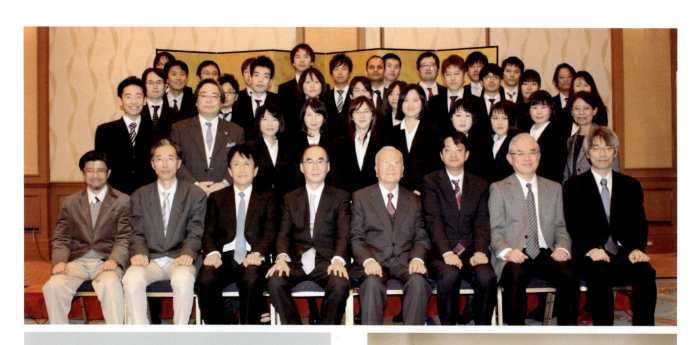

**DATA**
筑波大学医学医療系内分泌代謝・糖尿病内科
所在地：〒305-0575 茨城県つくば市天王台1-1-1
　　　　健康医科学イノベーション棟704
TEL：029-853-3053
URL：http://www.u-tsukuba-endocrinology.jp/

## 教室紹介

　筑波大学内分泌代謝・糖尿病内科は島野仁教授をメンターに内分泌代謝，糖尿病の臨床と基礎研究の両方を推進しています．

　臨床では下垂体，甲状腺，副甲状腺，副腎，電解質代謝異常，脂質代謝異常，糖尿病と幅広い疾患群を扱っています．糖尿病もCGM付きのインスリンポンプ"SAP（sensor augmented pump）"を鈴木浩明病院教授が中心となって積極的に導入したり，どの領域をとっても専門性高く診療しており，私にとっては勉強になることばかりです．

　基礎においても，教室内部では代謝疾患の治療を考えた際に非常に重要となる分子を中心に，分子生物学を高いレベルでおこなっています．AMED-CREST，AMED-PRIMEなども獲得しており，高い評価を得ていると思っています．

　さらに筑波は研究学園都市であり，高エネルギー加速器研究機構（KEK），産業技術総合研究所（AIST），さらには宇宙航空研究開発機構（JAXA）などもあり，とても幅広い共同研究が可能で，実際にいくつかの共同研究がおこなわれています．これは個人的にはとても面白い研究を展開できる環境と言えそうでワクワクしています．

　病院と研究室とを兼ね備えているので，臨床では時に分子レベルまで落とし込んだ深いディスカッションをおこない，新規の遺伝子変異同定などまでおこなったり，研究室でも病態や生理のことを忘れないような姿勢があります[12]．昨今，臨床と基礎研究の両立がそれぞれの専門化が進んでいることから難しくなっていますが，努力してそのより高みをめざす志を失っていない教室と思います．

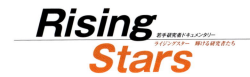

## 文 献

1) Sekiya M, Yahagi N, Matsuzaka T et al：Polyunsaturated fatty acids ameliorate hepatic steatosis in obese mice by SREBP-1 suppression. *Hepatology* **38**：1529-1539, 2003
2) Sekiya M, Yahagi N, Matsuzaka T et al：SREBP-1-independent regulation of lipogenic gene expression in adipocytes. *J Lipid Res* **48**：1581-1591, 2007
3) Sekiya M, Osuga J, Okazaki H et al：Absence of hormone-sensitive lipase inhibits obesity and adipogenesis in Lep$^{ob/ob}$ mice. *J Biol Chem* **279**：15084-15090, 2004
4) Sekiya M, Yahagi N, Tamura Y et al：Hormone-sensitive lipase deficiency suppresses insulin secretion from pancreatic islets of Lep$^{ob/ob}$ mice. *Biochem Biophys Res Commun* **387**：511-515, 2009
5) Sekiya M, Osuga J, Yahagi N et al：Hormone-sensitive lipase is involved in hepatic cholesteryl ester hydrolysis. *J Lipid Res* **49**：1829-1838, 2008
6) Sekiya M, Osuga J, Nagashima S et al：Ablation of neutral cholesterol ester hydrolase 1 accelerates atherosclerosis. *Cell Metab* **10**：219-228, 2009
7) Ohta K, Sekiya M, Uozaki H et al：Abrogation of neutral cholesterol ester hydrolytic activity causes adrenal enlargement. *Biochem Biophys Res Commun* **404**：254-260, 2011
8) Sekiya M, Osuga J, Igarashi M et al：The role of neutral cholesterol ester hydrolysis in macrophage foam cells. *J Atheroscler Thromb* **18**：359-364, 2011
9) Sekiya M, Yamamuro D, Ohshiro T et al：Absence of Nceh1 augments 25-hydroxycholesterol-induced ER stress and apoptosis in macrophages. *J Lipid Res* **55**：2082-2092, 2014
10) Hotamisligil GS, Johnson RS, Distel RJ et al：Uncoupling of obesity from insulin resistance through a targeted mutation in aP2, the adipocyte fatty acid binding protein. *Science* **274**：1377-1379, 1996
11) Cao H, Sekiya M, Ertunc ME et al：Adipocyte lipid chaperone AP2 is a secreted adipokine regulating hepatic glucose production. *Cell Metab* **17**：768-778, 2013
12) Matsumura E, Sekiya M, Omoto M et al：A Rare Coexistence of Pheochromocytoma and Parkinson's Disease With Diagnostic Challenges.：A Case Report. *Internal Medicine*：in press, 2018

## 次号予告

vol.8 no.2　2018年5月10日発行

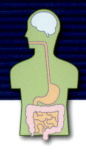

**Roundtable Meeting**

# GLP-1 作用メカニズム 最新の知見

連載
### 糖尿病のここがわからない!?

連載
### Topics

新連載
### 糖尿病治療の臨床と研究の礎

連載
### Rising Stars

---

### 編集主幹
- 清野　裕（関西電力病院総長/関西電力医学研究所所長/京都大学名誉教授）

### 編集幹事（五十音順）
- 稲垣　暢也（京都大学大学院医学研究科糖尿病・内分泌・栄養内科学教授）
- 植木浩二郎（国立国際医療研究センター研究所糖尿病研究センター長）
- 矢部　大介（京都大学大学院医学研究科糖尿病・内分泌・栄養内科学/先端糖尿病学特定准教授/関西電力医学研究所副所長）
- 山田祐一郎（秋田大学大学院医学系研究科内分泌・代謝・老年内科学教授）
- 綿田　裕孝（順天堂大学大学院医学研究科代謝内分泌内科学教授）

### 編集同人（五十音順）
- 今井　淳太（東北大学病院糖尿病代謝科講師）
- 薄井　勲（獨協医科大学内分泌代謝内科准教授）
- 絵本　正憲（大阪市立大学大学院医学研究科代謝内分泌病態内科学准教授）
- 大西由希子（朝日生命成人病研究所治験部長，糖尿病代謝科）
- 金藤　秀明（川崎医科大学糖尿病・代謝・内分泌内科学教授）
- 木戸　良明（神戸大学大学院保健学研究科病態解析学領域教授）
- 黒田　暁生（徳島大学先端酵素学研究所糖尿病臨床・研究開発センター准教授）
- 鈴木　亮（東京大学大学院医学系研究科糖尿病・代謝内科講師）
- 月山　克史（医療法人愛生館小林記念病院糖尿病センター長）
- 長嶋　一昭（京都桂病院内分泌・糖尿病内科部長）
- 成田　琢磨（あきた東内科クリニック院長）
- 西村　理明（東京慈恵会医科大学糖尿病・代謝・内分泌内科准教授）
- 原島　伸一（京都大学大学院医学研究科糖尿病・内分泌・栄養内科学講師）
- 藤谷与士夫（群馬大学生体調節研究所分子糖代謝制御分野教授）
- 藤本　新平（高知大学医学部内分泌代謝・腎臓内科教授）
- 美内　雅之（大阪中央病院　内科（糖尿病内分泌代謝）・栄養部　診療部長）
- 森　保道（虎の門病院内分泌代謝科糖尿病・代謝部門部長）
- 森野勝太郎（滋賀医科大学医学部糖尿病・内分泌内科学講師）
- 山内　敏正（東京大学大学院医学系研究科糖尿病・代謝内科准教授）
- 山本　昌弘（島根大学医学部内科学講座内科学第一講師）

---

# Diabetes Strategy

*Journal of Diabetes Strategy*
vol.8 no.1 2018

定価（本体 1,800 円＋税）
年間購読　定価（本体 7,200 円＋税）
（年4冊，送料弊社負担）

- 本誌に掲載する著作物の複製権・翻訳権・上映権・譲渡権・公衆送信権（送信可能化権を含む）は株式会社先端医学社が保有します．
- JCOPY　〈(社)出版者著作権管理機構　委託出版物〉
  本誌の無断複写は著作権法上での例外を除き禁じられています．複写される場合は，そのつど事前に，(社)出版者著作権管理機構（電話 03-3513-6969，FAX 03-3513-6979，email：info@jcopy.or.jp）の許諾を得てください．

2018 年 2 月10日発行

編　集　「Diabetes Strategy」編集委員会
発行者　鯨岡　哲
発行所　株式会社　先端医学社

〒103-0007　東京都中央区日本橋浜町2-17-8　浜町平和ビル
電　話：03-3667-5656（代）　　FAX：03-3667-5657
郵便振替：00190-0-703930
http://www.sentan.com　　E-mail：book@sentan.com
印刷／倉敷印刷株式会社

ISBN978-4-86550-307-4 C3047 ¥1800E

**FAX 03-3667-5657**

◆送信面の表裏をお間違えのないようご注意ください．
◆FAX がつながりにくい場合は，時間をおいてから再送くださいますようお願いいたします．

## Diabetes Strategy vol.8 no.1 読者アンケート

いつもご愛読いただきありがとうございます．
Diabetes Strategy では本誌掲載の企画について，読者の先生方に広くご意見をお伺いし，今後の誌面づくりに役立てるため，忌憚のないご意見を賜りたく存じます．なお，アンケート結果は集計し，次号以降に掲載させていただきます（有効回答数に満たない場合，掲載を見合わさせていただくことがございます）．

〆切：2018 年 3 月 30 日（金）

今号のディベート「肥満治療は内科か？ 外科か？」につきましてお伺いします．

Q1. ディベートをお読みいただく前，肥満患者に有用であるとお考えの治療は何だったでしょうか？
1 つだけお選びください．

①内科的アプローチ　　②外科的アプローチ　　③その他（　　　　　　　　　　）

Q2. ディベートをお読みいただき，どの治療が肥満患者に有用であると思われましたでしょうか？
1 つだけお選びください．

①内科的アプローチ　　②外科的アプローチ　　③その他（　　　　　　　　　　）

Q3. Q2 でなぜその治療を選ばれたのか理由をお聞かせください．

［　　　　　　　　　　　　　　　　　　　　　　　　　　　　　　　　　　　　］

Q4. 今後取り上げてほしいテーマがございましたらご教示ください．

［　　　　　　　　　　　　　　　　　　　　　　　　　　　　　　　　　　　　］

下記アンケートにもご協力いただけますと幸いです．以下，当てはまる項目をお選びください．
　ご勤務形態　：　□ 開業医　　□ 勤務医　　□ 医療従事者　　□ その他

開業医・勤務医とご回答された方にお伺いいたします．
差し支えなければ，先生の標榜診療科につきましてご記入をいただけますと幸いです．
　標榜診療科　：　〔　　　　　　　　　　　　　　　　　　　　〕

ご多忙の折，ご協力を賜りまして誠にありがとうございました．
※ご記入いただきました内容はアンケートの集計のみに利用し，他の目的に利用することはございません．

# 透析液安全管理マニュアル

**編集**
日本臨床工学技士会
透析液等WG

■判型/頁数　新書判/222頁
■定価（本体2,500円＋税）
ISBN978-4-88407-646-7

透析液安全管理に関する
基礎知識から実践までを解説．
透析液安全管理者をはじめ，
透析医療に携わる方に必携の一冊．

透析医療において，透析液清浄化の必要性が広く認識され，国内外で管理基準が設定されている．そして各施設での透析液安全管理の達成が必須の課題となった．しかし基準を達成し，それを遵守するのは容易ではない．多くの施設で試行錯誤をつづけているのが現状である．こうした現状を打破する目的で編纂された本書は，透析液安全管理の基礎となる知識から，その実践のノウハウに至るまで懇切丁寧に解説したマニュアルで，透析液安全管理に最適の書物である．
編集と執筆にはこの問題に古くから取り組んできた日本臨床工学技士会のエキスパート達が取り組み，より細かい課題にはその道の専門家がわかりやすく解説を加えている．本書が広く活用され，透析液清浄化が患者の予後向上に帰結する日の近いことを期待したい．

## 目次

本書の役割と施設での利用

Part I　透析液安全管理の基礎
透析液の組成と日常管理

Part II　透析液安全管理の実践
1. 透析液安全管理体制と透析液安全管理者の役割
2. 透析液清浄化ガイドライン運用について
3. 細菌学　基礎 I
4. 細菌学　基礎 II
5. 透析用水製造装置の原理と運用・管理について
6. 化学物質汚染対策
7. 細菌検出法の基礎知識と実際 I
8. 細菌検出法の基礎知識と実際 II
9. エンドトキシンの基礎
10. 細菌・エンドトキシン対策

透析液清浄化ガイドラインVer.1.07

株式会社　先端医学社

〒103-0007 東京都中央区日本橋浜町2-17-8 浜町平和ビル
TEL 03-3667-5656（代）/FAX 03-3667-5657
http://www.sentan.com